Der natürliche Weg zu schönen und gesunden Haaren

Wie Sie Ihr Haar behutsam pflegen und stylen, Haarausfall entgegenwirken und den Alterungsprozess verlangsamen - inkl. 3-Schritte-Actionplan

Lisa Gerlach

INHALT

Das erwartet Sie in diesem Buch

Haben Sie sich schon einmal gefragt, wie Ihre Mitmenschen es schaffen, ihr Haar so voll, gesund und glänzend aussehen zu lassen? Sie bewundern Models und Influencer, die ihre beneidenswerte Haarpracht in den Medien präsentieren, und Sie wünschen sich nichts mehr, als zu erfahren, was diese Menschen anders machen als Sie?

Sie haben keinen Überblick über das vermeintlich unendliche Angebot an Haarpflege- und Styling-Produkten und Sie haben das Gefühl, dass

Sie, was auch immer Sie ausprobieren, kein Erfolgserlebnis sehen? Dann liegen Sie mit Ihrer Entscheidung, dieses Buch zurate zu ziehen, genau richtig.

Schönes und gesundes Haar benötigt viel Aufmerksamkeit. Doch es lohnt sich: Doch das muss kein Grund dafür sein, zu verzweifeln. Denn vor allem heutzutage gibt es sehr viele Möglichkeiten, um den Alterungsprozess zu verlangsamen und ihm entgegenzuwirken. Und darum soll es in diesem Buch gehen.

Erfahren Sie alles über das Haar, was ein gutes Haarpflegeprodukt ausmacht und wie Sie Ihrem Wunsch nach gesunden Haaren sogar mithilfe der Ernährung näherkommen können. Lernen Sie Ihren Haartypen mit all seinen Bedürfnissen kennen, sodass Sie genau wissen, was Ihren Haaren guttut und was Sie lieber vermeiden sollten.

Lassen Sie uns gemeinsam das Geheimnis von schönem und (wirklich) gesundem Haar lüften und mit Mythen aufräumen, die Ihre Haare nicht etwa schützen oder pflegen, sondern vielleicht sogar schädigen. In den folgenden Kapiteln finden Sie alle Tipps und Tricks, die Sie brauchen, um das volle Potenzial aus Ihrem Haar herauszuholen. So sind Sie am Ende vielleicht sogar die Person, die von anderen für ihre Haarpracht bewundert wird!

Heiligtum „Haar" genauer betrachtet

FRÜHER WIE HEUTE EIN GE-SCHÄTZTER TEIL UNSERES SELBST

Lassen Sie uns zunächst eine kleine Reise durch die Zeit machen. Denn seit jeher spielt Haar eine zentrale Rolle im Leben des Menschen. Angefangen in der frühesten Epoche der Menschheitsgeschichte, in der ein behaarter Körper lebensnotwendig war, um ihn vor Wettereinflüssen wie Kälte zu schützen, bis ins heutige Zeitalter, in dem das Haar eine vor allem ästhetische und teilweise auch eine kulturelle Rolle erfüllt. Sogar in der Bibel wird die symbolische Wichtigkeit des Haares deutlich: So ist das lange Haar einer Frau im Neuen Testament eine symbolische Unterordnung gegenüber ihrem Mann. Im alten Ägypten waren Perücken, Extensions und gefärbte Haare bereits weitverbreitet und Kämme, Spiegel und Haarnadeln waren keine seltene Grabbeigabe.

Auch für die antiken Griechen war das Haar ein wertvolles Accessoire: aufwendige Flechtfrisuren wurden häufig mit Goldfäden veredelt – oder sie haben sich mit ihrer jüngsten Erfindung, dem „Lockenstab", eine attraktive Lockenpracht gezaubert. Bei Germanen und Römern waren eindrucksvolle Zöpfe und Hochsteckfrisuren mit edlem Haarschmuck aus Bronze oder Elfenbein populär. Im Mittelalter wurde das Haar der Damen als Lustobjekt wahrgenommen, sodass sie ihr Haar als verheiratete Frau unter einer Kopfbedeckung vor „unerwünschten" Blicken schützen musste.

Bei den Herren war das Haar in dieser Zeit ein Symbol der Macht, welche er durch den Verlust seines Haares auch verlor. Im Zeitalter der Renaissance wiederum feierten aufwendige Perücken, wie man sie typischerweise von klassischen

Darstellungen eines Richters kennt, ihr Comeback als Statussymbol. In den 1920ern präsentierten sich viele Frauen mit kurzem „Bubikopf", gefolgt vom Zeitalter des Haarsprays, als dem Haar nicht ein Hauch einer Bewegung eingeräumt war. Dass das Haar unter Dauerwellen und einer Vielzahl von Styling-Produkten leiden könnte, war in dieser Zeit keine Priorität. Zum Ende des 20. Jahrhunderts entwickelte sich ein neues Symbol, das dem Haar zugeschrieben wurde: das Symbol der Rebellion. Hoch gegelte Irokesen, rasierte „Undercuts" und Haarfarben, die das gesamte Spektrum des Regenbogens abdecken.

Heute lautet die Devise „je natürlicher, desto besser". Das Haar wird häufig offen getragen, es wird liebevoll und möglichst nur mit natürlichen Rohstoffen und nachhaltigen Produkten gehegt und gepflegt. Viele Styling-Produkte kommen aktuell nicht zum Einsatz und unser Hauptfokus liegt darauf, dass unser Haar möglichst gesund aussieht.

DAS HAAR UND SEINE WIRKUNG AUF UNSERE PSYCHE

Schauen wir uns nun an, warum Haar ein so wichtiger Bestandteil unseres Lebens ist. Warum wollen wir so dringend volles und gesundes Haar? Natürlich sieht gesundes Haar toll aus und fühlt sich gut an – doch tatsächlich ist unser Haupthaar ein wichtiger Bestandteil unserer Ausstrahlung. Es gibt eine enge Verknüpfung zwischen unserem Haar und unserem Körpergefühl. So haben wir an Tagen, an denen wir mit unserem Haar zufrieden sind, eine positivere Selbstwahrnehmung. Diese bewirkt wiederum, dass wir mit mehr Selbstbewusstsein auftreten und eine positive Ausstrahlung haben. Andersherum würden wir uns an „Bad Hair Days" am liebsten zu Hause verkriechen. Wir fühlen uns unwohl und strahlen Unsicherheit aus.

Auch in zwischenmenschlichen Beziehungen spielen Haare eine wichtige Rolle: Dr. G. Patzer, der Begründer des „Physical Attractiveness Phenomenon" („Phänomen der physischen Attraktivität"), stellte schon 1988 fest, dass das Haar eines der ersten Merkmale ist, das wir vom Gegenüber wahrnehmen und dass es das Fundament dafür bildet, wie wir andere Personen kulturell, sozio-ökonomisch und charakterlich einschätzen. Unsere eigenen Haare sind in solchen Begegnungen übrigens auch oft das Erste, das uns in den Sinn kommt, wenn wir darüber nachdenken, wie wir vom Gegenüber wahrgenommen werden. Ein Team aus wissenschaftlichen Fachexperten konnte diese Feststellung ihrer Versuchsreihe im Jahr 2016 bestätigen (Fink et al) und fand zusätzlich heraus, dass Frauen besonders empfindlich auf unterschiedliche Haarstrukturen, -stile, -farben und -dichte in Ihrer Wahrnehmung reagieren.

Es gibt also eine wichtige Wechselwirkung zwischen unserem Haar und unserer Psyche. Damit haben Haare einen immensen Einfluss darauf, wie wir uns fühlen, und können sowohl unser Körpergefühl als auch die Art, wie wir bezüglich Wohlbefinden, Charakter und Status auf andere wirken, beeinflussen.

WAS SIND HAARE?

Der Körper des Menschen bringt unterschiedliche Arten von Haar hervor. Das feine Flaumhaar, das den Großteil des Körpers bedeckt, das „Terminalhaar", das sich in kurzes Haar (wie Augenbrauen und Wimpern) und Langhaar (dazu zählen zum Beispiel das Kopfhaar, Scham- und Achselhaar).

Unser Kopfhaar besteht aus der Haarwurzel, die tief in der Kopfhaut an der Haarpapille verankert ist. Die Haarpapille versorgt die Haarwurzel mit Nährstoffen. Von ihr geht das Haarwachstum aus und hier kommt auch die Haarfarbe ins Spiel: Die Menge an Melaninen, die während der Aufbau- und Wachstumsphasen in der Haarpapille an die Wurzel abgegeben wird, gibt die Haarfarbe vor (Melanin ist griechisch und steht für „schwarz"). Stoppt die Melaninproduktion an einer der Haarwurzeln, erscheint das Haar grau bis weiß.

Unser Kopfhaar besteht hauptsächlich aus Keratin, einem wichtigen Protein, das auch in der Haut, Finger- und Fußnägeln vorkommt. Jedes einzelne Haar kann in drei Schichten eingeteilt werden: einen **Haarmark**-Kern (Medulla), das von einer **Faserschicht**, dem Cortex, ummantelt ist. Bei der äußersten Schicht handelt es sich um eine **Schuppenschicht** (Cuticula), an der wir die Haargesundheit erkennen können. Diese äußere Schuppenschicht ähnelt optisch einem

Tannenzapfen oder übereinandergelegten Dachziegeln, die zur Haarspitze hin aufeinander liegen. Je flacher die Hornplatten auf dieser Schicht anliegen, desto gesünder scheint das Haar, da es dadurch glatter ist und mehr Licht reflektiert.

Die Anzahl der Haarfollikel auf Ihrem Kopf ist bereits vor der Geburt genetisch festgelegt worden. Demnach haben wir leider keinen Einfluss darauf, wie viele Haare auf unserem Kopf wachsen können, es sei denn, wir würden uns einer Haartransplantation unterziehen, wobei selbst dann Haarfollikel aus dem Hinterkopf-Bereich genommen würden und die Zahl der Haare auf dem Kopf streng genommen nicht steigt.

Die Talgdrüsen

Jedes einzelne Haar hat seine eigene Talgdrüse. Ihre Aufgabe ist, unsere Kopfhaut vor dem Austrocknen sowie vor Krankheitserregern oder anderen schädigenden Umwelteinflüssen zu schützen und dafür zu sorgen, dass Haut und Haar geschmeidig bleiben. Darüber hinaus haben Talgdrüsen eine reinigende Funktion. Sie tragen zum Beispiel abgestorbene Hautzellen ab und transportieren „Abfallstoffe" aus dem Körper. Der Talg hat die Eigenschaft, dem Haar Glanz zu verleihen, und kann in manchen Fällen dazu führen, dass es fettig wirkt. Neigt Ihr Haar dazu, schnell zu fetten, dann liegt es also an Talgdrüsen, die viel Talg (oder Sebum) produzieren und an das Haar abgeben. Trockene Kopfhaut und Schuppen sind hingegen ein Indiz dafür, dass die Talgdrüsen nicht genügend Sebum produzieren, um die Kopfhaut vor dem Austrocknen zu schützen. Eine normale Funktion der Talgdrüsen ist also wichtig für eine normale, gesunde Kopfhaut sowie für attraktives, gesundes Haar.

Halten wir fest, dass wichtig ist zu wissen, mit welchem Haar- oder Kopfhautproblem man selbst zu kämpfen hat, um die richtigen Pflegeprodukte für das individuelle Pflegebedürfnis zu finden. Wenn Sie das richtige Produkt für Ihr Haar gefunden haben, ist es leider noch nicht vorbei, denn die Talgproduktion ist nicht immer gleich. Im Säuglingsalter und der Pubertät ist die Talgproduktion hormonbedingt besonders hoch, während sie im Alter besonders niedrig ist beziehungsweise vollständig zum Stillstand kommt. Neben dem Alter können aber auch viele andere Faktoren, wie das

Klima oder die Ernährung, die Talgproduktion beeinflussen.

DER HAARZYKLUS: ÜBER WACHS-TUM, RUHE UND NEUANFANG

Leider können Haare nicht kontinuierlich wachsen oder "unendlich" lang werden. Jedes Haar unterliegt seinem eigenen Lebenszyklus, der aus drei Phasen besteht: die Wachstumsphase, die Übergangsphase und die Ruhephase, in der das Haar ausfällt.

Wachstumsphase: In Haaren, die sich in der ersten Phase befinden, findet ein aktiver Aufbau neuer Haarzellen statt. In der Haarwurzel wird Keratin (Keratinisierung) gebildet und das Haar wird länger. Wie schnell und wie lang das Haar wächst, ist genetisch verankert und unterscheidet sich von Person zu Person. In der Regel befinden sich etwa 80–90 % Ihrer Haare aktuell in dieser Phase.

Übergangsphase: Diese Phase dauert etwa 2 Wochen, in der das Haar auf die „Ruhephase" vorbereitet wird. Die Haarpapille schrumpft, wodurch die Haarwurzel keine Nährstoffe mehr aufnimmt und sich von der Papille ablöst. Im Durchschnitt sind etwa 1–2 % der Haare in der Übergangsphase.

Ruhephase: An der Papille entstehen neue Haarzellen – ein neues Haar wächst. Das Haar, dessen Wurzel sich in der Übergangsphase von der Papille gelöst hat, wird von den neuen Haarzellen (dem neuen Haar) aus der Kopfhaut geschoben und es fällt aus. Das neue Haar befindet sich nun wieder in der ersten Phase und wächst weiter. Die Anzahl der Haare, die in der Ruhephase ausfallen, liegt bei etwa 100 am Tag.

WAS MACHT GESUNDES HAAR AUS?

Die Ernährung, unsere Hormone, Medikamente und psychische wie physische Erkrankungen beeinflussen die Gesundheit unserer Haare und unserer Kopfhaut. Deshalb werden Haare auch als der „Spiegel der Gesundheit" bezeichnet. Streng genommen gibt es, aus rein medizinischer Sicht, kein gesundes Haar. Sie können sich vermutlich auch nicht an eine Situation erinnern, in der Sie an kranken Haaren litten. Schließlich handelt es sich bei Haaren vor allem um mehrschichtige, verhornte Eiweißplättchen. Mediziner bezeichnen Haare auch gern liebevoll als „Hautanhangsgebilde".

Dennoch haben wir wahrscheinlich alle ein größtenteils übereinstimmendes Bild vor Augen, wenn wir an gesundes Haar denken: Wir denken an Frauen mit prächtigem, langem Haar, mit einer satten Farbe und ohne Frizz, Spliss oder fliegende Haare. Das klingt fast schon zu perfekt, oder? Denken Sie daran, dass unser Haar kein synthetischer Stoff ist, der jederzeit makellos sein kann. Auch gesundes Haar bleibt nicht verschont von Spliss oder gelegentlichen Schüben der Trockenheit oder einem „Bad Hair Day". Das Haar ist so individuell wie wir. Es ist nicht einfach blond, braun oder rot bzw. glatt oder lockig. Es gibt unzählige weitere Unterschiede, die nach einer ebenso individuellen Behandlung verlangen. Sicherlich darf nicht unerwähnt bleiben, dass es leider nicht „den einen Tipp" oder die eine ultimative Lösung für perfektes Haar gibt – und bei einer Wachstumsgeschwindigkeit von 0,34 mm pro Tag ist auch nicht ein unmittelbar sichtbares Ergebnis zu erzielen. Der Weg zu vollerem und gesundem

Haar ist lang, aber er lohnt sich: Befolgen Sie die praktischen Tipps und Tricks aus den folgenden Kapiteln, werden Sie mit Sicherheit mit einem sichtbaren und spürbaren Ergebnis belohnt!

Um das Ziel „gesundes Haar" zu erreichen, gilt es in erster Linie, die Haarwurzeln nicht zu strapazieren – besser noch – sie zu stärken und Schädigungen am Haar, wie Haarbruch und Spliss, zu vermeiden. Dabei geht es nicht allein um das Haar, sondern auch um die Kopfhaut. Denn eine gesunde Kopfhaut trägt zu einem wesentlichen Teil zu gesundem Haar bei.

Tipp 1:
Lernen Sie Ihr eigenes Haar kennen

DIE TYPISCHEN HAARPROBLEME

Damit Sie Ihr Haar richtig behandeln können, ist es wichtig, Ihr individuelles Haarproblem zu kennen, um es richtig behandeln zu können. In diesem Kapitel lernen Sie die vier häufigsten Probleme mit ihren möglichen Ursachen kennen. Trockenes Haar bedarf einer anderen Behandlung als fettiges Haar und bei Problemen mit Schuppen ist es wichtig zu erkennen, welche Form der Schuppen vorliegt, damit eine Behandlung erfolgreich sein kann. Finden Sie heraus, welches Problem bei Ihnen vorliegt, was dessen Ursache sein kann und wie Sie mögliche Beschwerden lindern können.

TROCKENES HAAR

Glanzlos, strohig, stumpf und widerspenstig – trockenes Haar bringt viele nervtötende Eigenschaften mit sich. Wer sprödes und trockenes Haar hat, kämpft außerdem vermehrt mit Haarbruch und gespaltenen Spitzen. Ein großes Hindernis für alle, die sich langes Haar wünschen. Gründe für trockenes Haar gibt es reichlich, jedoch sind sie im Normalfall auch leichter zu behandeln als zum Beispiel Kopfhautprobleme wie Schuppen oder fettiges Haar.

Wodurch entsteht trockenes Haar?
Normales Haar ist durch einen dünnen Fettfilm geschützt. Trockenes und sprödes Haar betrifft Langhaar eher als kurzes, weil das schützende und pflegende Sebum nicht bis in die Längen reicht. Zusätzlich spielen Umwelteinflüsse eine große Rolle: Klimaanlagen, Heizungsluft und Hitzestylings und UV-Strahlen beanspruchen das Haar

mechanisch. Zu den chemischen Ursachen gehören zum Beispiel das falsche Pflegeprodukt, Blondierungen, ausgedehnte Bäder im Chlorwasser und Dauerwellen. Auch körperliche Ursachen wie die Ernährung, bestimmte Erkrankungen und der Hormonspiegel können Grund für trockenes Haar sein. Bei trockenem und sprödem Haar gilt es, die natürliche Schutzschicht auf der Haarstruktur wiederherzustellen und Folgeschäden wie Spliss und Haarbruch zu verhindern.

Mythos „Repair"-Shampoo

Die Repair-Care-Formel: Eine geschädigte Haarstruktur und Spliss können, entgegen allen Versprechungen der Werbebranche, nicht repariert werden! Hier hilft allein, Spliss und Haarbruch vorzubeugen sowie der regelmäßige Gang zum Friseur, damit die Schäden in den Spitzen nicht in die Längen „wachsen".

Wie sollten Sie mit trockenem Haar umgehen?

• Wenden Sie Shampoo an, das speziell für trockenes Haar geeignet ist. Es sollte das Haar reinigen, ohne es zu stark zu entfetten.

• Verwenden Sie Ihr Shampoo nur am Haaransatz. Die reinigenden Eigenschaften von Shampoo sollen Fett und Schmutz lösen. Da den Längen dieser schützende Fettfilm fehlt, kann Shampoo die Haare zusätzlich austrocknen.

• Pflegen Sie Ihre Haare zusätzlich mit regelmäßigen Kuren und Masken. Achten Sie dabei unbedingt darauf, dass sie kein Silikon enthalten. Silikonhaltige Produkte würden zwar für glänzendes und gesund aussehendes Haar sorgen, aber das grundlegende Problem lösen sie leider nicht (mehr dazu im Kapitel „Auf die Pflege kommt es an").

• Setzen Sie Hausmittel ein: Oliven- oder Kokosöl in die Längen und Spitzen einarbeiten, einwirken lassen und gründlich ausspülen.

• Trocknen Sie Ihre Haare richtig: Rubbeln Sie sie niemals mit dem Handtuch trocken und lassen Sie sie am besten an der Luft trocknen.

• Alkoholhaltige Styling-Produkte sind tabu! Haarspray, Haarparfum & Co. beinhalten häufig „schlechte" Alkohole und trocknen Ihr Haar zusätzlich aus (wie Sie gute von schlechten Alkoholen erkennen können, lesen Sie im Kapitel „Auf die Pflege kommt es an").

FETTIGES HAAR

Sie haben Ihre Haare gestern noch gewaschen und heute sind sie wieder strähnig, fettig-glänzend und ohne jegliches Volumen. Sie ärgern sich über Ihre fleißigen Talgdrüsen und wünschen sich nichts sehnlicher, als sich mit der eigenen Haarpracht wohlzufühlen. Das kosmetische Problem, wie es dazu kommt und was dagegen hilft.

Wodurch entsteht fettiges Haar?

Fettiges Haar entsteht durch die Überproduktion von Talg. Eine übermäßige Talgabsonderung kann nicht nur zu fettigen Haaren, sondern auch zu unschönen Erkrankungen führen. Durch die hohe Oberflächenfeuchtigkeit ist die fettige Kopfhaut ein attraktiver Nährboden für Pilze und entzündliche Ekzeme. Dann kommen zusätzliche Nebeneffekte, wie Juckreiz oder Schuppenbildung, dazu. Die Schuppenbildung wird dann häufig automatisch in Verbindung gebracht mit trockener Kopfhaut, was einige Betroffene ratlos macht – ist meine Kopfhaut nun zu fettig oder zu trocken? Tatsächlich handelt es sich in diesem Fall um eine fettige Kopfhaut, die dafür sorgt, dass die täglich abgestoßenen Hornhautzellen verkleben und als Schuppen sichtbar werden.

Bei Jugendlichen kann eine hormonelle Veränderung dafür verantwortlich sein. In der Pubertät ist die Talgabsonderung durch die hormonelle Umstellung und die verstärkte Aktivität des männlichen Sexualhormons (das auch in geringerem Anteil bei Frauen zu finden ist) erhöht und führt vermehrt zu fettigem Haar. Die Beschwerden nehmen in den meisten Fällen nach der Pubertät automatisch wieder ab.

Der Teufelskreis fettigen Haares

Wenn das Haar schnell fettig wird, wird es häufiger gewaschen. Häufiges Haarewaschen wiederum kann die Kopfhaut austrocknen. Die Talgdrüsen haben die Aufgabe, die Kopfhaut mit Feuchtigkeit zu versorgen. Also muss mehr Talg produziert werden, je häufiger das Haar gewaschen wird, um die Kopfhaut mit der fehlenden Feuchtigkeit zu versorgen. Schon sind Sie in einem Teufelskreis aus häufigem Haarewaschen und einer hohen Talgproduktion gefangen.

Wie können Sie diesen Teufelskreis beenden?
Durchbrechen Sie Ihren bisherigen Waschrhythmus. Ihre Talgdrüsen haben sich an die regelmäßige Wäsche gewöhnt.

• Trainieren Sie Ihre Talgdrüsen um, indem Sie Ihre Haare alle zwei Tage statt einmal am Tag waschen. Die Umgewöhnung funktioniert allerdings nur, solange keine Erkrankung oder hormonelle Ursache hinter dem Problem steckt. Haben Sie Geduld: Wichtig ist, dass Sie diesen Rhythmus beibehalten, bis Ihre Talgdrüsen sich daran gewöhnt haben. Dann kann die Zeit zwischen den Haarwäschen (nach Wunsch) langsam verlängert werden.

• Trockenshampoo und Babypuder nehmen überschüssiges Fett auf und können in der Umgewöhnungsphase der Talgdrüsen helfen.

• Achtung: Lassen Sie Ihre Haare nicht mehrere Tage à la „No (Sham-)Poo"-Trend „durchfetten". Dadurch kann die Vermehrung von Pilzen begünstigt werden und eine gereizte Kopfhaut mit Ekzemen können die Folge sein.

• Verwenden Sie ein Shampoo, das für schnell fettendes Haar geeignet ist. Achten Sie darauf, dass es milde Tenside wie Sulfosuccinate enthält. Auf der Liste der Inhaltsstoffe enden sie meist auf -

succinate. Aggressive waschaktive Komponenten und alkoholbasierte Konservierungsmittel können die Kopfhaut reizen, was wiederum die Talgproduktion anregt.

• Verwenden Sie keine rückfettenden Haarpflegeprodukte oder Produkte zur Behandlung von Schuppen. Fettige Schuppen müssen anders behandelt werden als trockene (dazu mehr unter „Schuppige Kopfhaut").

• Waschen Sie Ihre Haare nicht zu heiß – die Kopfhaut trocknet sonst aus und regt die Talgproduktion an.

• Vermeiden Sie das häufige Tragen von Mützen oder Hüten. Die fehlende Luft, kombiniert mit erhöhter Wärme und Feuchtigkeit, könnte die Entstehung von Pilzen begünstigen.

• Versuchen Sie, Ihre Haare nicht zu viel mit den Händen zu berühren.

SCHUPPIGE KOPFHAUT

Ein unangenehmes Thema für Jedermann (bzw. Jederfrau): Gerade haben Sie die unliebsamen Schüppchen von Ihrem Oberteil geschüttelt und ein gedankenloses Kopfkratzen bringt neue

Schuppen zutage, die sich in Ihren Haaren, auf Ihrer Kleidung und in Ihrer Umgebung wiederfinden. Es ist eine unangenehme Situation, die eigentlich kein echtes Haarproblem ist. Die Schuppen bestehen aus abgestorbenen Hautzellen, die sich auf der Kopfhaut bilden und sich von dort ablösen. Um schuppige Kopfhaut effektiv zu behandeln, muss man „fettige" von „trockenen" Schuppen unterscheiden. Denn je nachdem, welche Form der Schuppenbildung sich bei Ihnen findet, ist ein anderes Produkt gefragt, um Linderung zu schaffen, andernfalls kann es sogar einen gegenteiligen Effekt hervorrufen.

Trockene Schuppen entstehen durch ausgetrocknete Kopfhaut. Sie sind eher klein und rieseln bereits bei leichter mechanischer Beanspruchung schneeartig vom Schopf. Der Feuchtigkeitsverlust in der (Kopf-)Haut kann mehrere Ursachen haben. Naheliegend ist zunächst die Unterproduktion von Talg, was insbesondere im höheren Alter vorkommen kann. Außerdem können ein trockenes Klima (Heizungsluft, Klimaanlage), die falschen Pflegeprodukte (aggressive Tenside mit starker entfettender Wirkung), Stress, Hitze oder eine Erkrankung ursächlich für trockene Schuppen sein.

Bei dieser Form kann das richtige Shampoo für Linderung sorgen.

Fettige Schuppen entstehen auf fettiger Kopfhaut. Die Schuppen sind etwas größer als trockene Schuppen und bleiben eher im Haar haften statt herunterzurieseln. Grund hierfür kann zu häufiges Haarewaschen oder eine Erkrankung der Kopfhaut sein. In diesem Fall hilft es, ein Anti-Schuppen-Shampoo mit einem Pilzhemmer einzusetzen und die Haare nicht jeden Tag zu waschen.

Krankheitsbedingte Schuppenbildung

Schuppen sind ein normales Produkt des täglichen Hauterneuerungsprozesses, der auch auf gesunder Kopfhaut stattfindet. Dieser Prozess dauert im Normalfall 4 Wochen und sorgt dafür, dass jeden Tag abgestorbene Hautzellen abgestoßen werden. Sichtbar werden die Schuppen eigentlich nur, wenn ein Problem vorliegt. In der Medizin werden zwei Formen der Schuppenbildung unterschieden: Einerseits kann die Schuppenbildung auf trockene Kopfhaut zurückzuführen sein (die Entstehung trockener Schuppen) und andererseits kann hinter der Schuppenbildung eine Erkrankung stecken.

Zu Erkrankungen zählen zum Beispiel Keratinisierungsstörungen, Systemerkrankungen oder Pilze. Bei der Keratinisierungsstörung bleiben die abgestorbenen Hautzellen länger an der Hautoberfläche haften, bevor sie abgestoßen werden, oder der Verhornungsprozess der Hautzellen ist um ein Vielfaches beschleunigt, wodurch deutlich mehr abgestorbene Hautzellen gleichzeitig abgestoßen werden, die als Schuppen in Erscheinung treten. Unter die Systemerkrankungen gehört zum Beispiel die Schuppenflechte. In diesem Fall entstehen Schuppen als Folge von Hautekzemen oder anderen Entzündungen. Bei einem Pilzbefall handelt es sich meistens um den Hefepilz „Malassezia", der sich natürlicherweise auf unserer Kopfhaut befindet. Wenn er sich zu stark vermehrt, kann er zu Beschwerden wie Juckreiz und Schuppen führen.

Befürchten Sie, an Schuppen zu leiden?
Stellen Sie zunächst fest, ob Sie es mit trockenen oder fettigen Schuppen zu tun haben:
Trockene Schuppen:
• Verwenden Sie ein Shampoo mit aggressiven Tensiden?

• Setzen Sie Ihre Kopfhaut hohen Temperaturen aus?

• Leiden Sie unter einer Erkrankung, die trockene Haut begünstigt (Schilddrüsenfehlfunktion, Neurodermitis, Diabetes o. Ä.)?

Das kann Ihnen bei der Behandlung von Schuppen helfen:

Trockene Schuppen	Fettige Schuppen
• Reinigen Sie Ihre Kopfhaut mit einem milden Shampoo. • Pflegen Sie Ihre Kopfhaut mit zusätzlicher Feuchtigkeit.	• Behandeln Sie Ihre Kopfhaut ein- bis mehrmals in der Woche mit einem Anti-Schuppen-Shampoo, das pilzhemmenden Eigenschaften hat. Das entfettet die Kopfhaut. **Bei gereizter Kopfhaut:** • Vermeiden Sie Shampoos, die (viele) Duftstoffe enthalten,

um die Haut nicht zu-
sätzlich zu reizen.

• Vermeiden Sie alko-
holhaltige Styling-
Produkte.

Krankheitsbedingte Schuppen:

• Leiden Sie an juckender, gereizter Kopfhaut?

• Ist Ihre Kopfhaut wund, entzündet oder brennt?

In diesem Fall sollte der Hautarzt zur Linderung der Beschwerden aufgesucht werden.

HAARAUSFALL

Grundsätzlich ist Haarausfall ein normaler Vorgang, der mit dem natürlichen Haarzyklus einhergeht. Anders ist es bei übermäßigem Haarausfall, der sichtbare kahle Stellen auf der Kopfhaut hinterlässt. In diesem Fall ist bei Medizinern die Rede von „Alopezie" („Haarlosigkeit"). Ein Haarproblem, unter dem in der Regel mehr Männer als Frauen leiden. Alopezien sind nicht nur ein kosmetisches Problem. Die Betroffenen leiden dadurch zusätzlich unter erheblicher Unsicherheit und ausgeprägtem Unwohlsein, wodurch sich

zusätzliche Einschränkungen in ihrem Alltag er-
geben. Ein übermäßiger Haarverlust kann eine
große Bandbreite von Ursachen haben. Sie reichen
von genetischer Veranlagung und hormonellen
Veränderungen bis hin zu psychischen und medi-
kamentösen Faktoren, die in die Haarwachstums-
prozesse eingreifen. Genauso vielfältig sind die
möglichen Lösungen zur Minderung des Haarverlustes. Aus diesem Grund ist es essenziell, den
Auslöser für den Haarverlust zu klären, um die
passende Lösung für das Problem zu finden. Leider kann man nicht alle Arten der Alopezie auf-
halten oder rückgängig machen. Dafür kommen
sekundäre kosmetische Eingriffe oder Methoden,
wie zum Beispiel Haartransplantationen oder Perücken infrage.

Befürchten Sie, an Haarausfall zu leiden?
Dann machen Sie den 100-Haare-Test: Verwenden
Sie eine saubere Bürste auf trockenem Haar und
zählen Sie die Haare, die in Ihrer Bürste hängen
bleiben. Diesen Vorgang wiederholen Sie 5 Tage
lang und dividieren die Anzahl aller ausgefallenen
Haare durch die 5 Tage. So errechnen Sie den
durchschnittlichen Haarverlust pro Tag. Der

Normalbereich läge bei rund 100 Haaren pro Tag. Liegt Ihr persönlicher Durchschnitt deutlich über 100, ist es ratsam, einen Arzt aufzusuchen, um gesundheitliche Ursachen auszuschließen und gegebenenfalls entsprechende Maßnahmen zu ergreifen.

Tipp 2:
Schönheit kommt
von innen

WAS HABEN HAARE MIT DER ER-
NÄHRUNG ZU TUN?

Ja, Sie können Ihre Haare regelrecht von innen heraus pflegen! Sie wissen nun, dass das Haar an der Wurzel in erster Linie über die Haarpapille mit Nährstoffen versorgt wird. Somit spielt die Ernährung eine wichtige Rolle in der Entwicklung von gesundem, kräftigem und vollem Haar. In diesem Kapitel zeige ich Ihnen die wichtigsten Vitamine und Spurenelemente auf, die Ihnen zu einer schönen Haarpracht verhelfen. Doch wie sieht so eine gesunde Ernährung überhaupt aus? Welche Nährstoffe benötigt der Körper wofür? Das stelle ich Ihnen nun vor.

VITAMINE & CO. FÜR SCHÖNE HAARE

Biotin, früher auch Vitamin H genannt, trägt zu gesundem Haar, gesunder Haut und schönen Nägeln bei. Biotin kann durch tierische und pflanzliche Quellen aufgenommen werden und wird sogar von unserem eignen Körper hergestellt. Das Vitamin kommt natürlicherweise in Haferflocken, Reis, Sojabohnen, Leber, Eigelb und sogar Schokolade vor. Die tägliche Einnahme-Empfehlung für Biotin liegt zwischen **0,03 und 0,07 mg**. Das entspricht etwa 150 g Haferflocken oder einem Ei. Dabei bleibt zu erwähnen, dass ein Mangel an Biotin so gut wie ausgeschlossen ist. Denn die durchschnittliche Menge, die Menschen täglich aufnehmen, liegt bei **0,1** und **0,3 mg** und damit bereits deutlich über dem Tagesbedarf. Lediglich eine künstliche Ernährung, eine starke Unterernährung oder der Verzehr einer großen Menge rohen Eiweißes (das darin enthaltene Avidin bindet das Biotin, das der Körper nicht verwerten kann) können Ursachen für einen Biotinmangel sein. Eine Unterversorgung von Biotin trägt zu schuppigen Hautveränderungen bei und kann nur in schweren Fällen zum Haarverlust führen. Ebenso ist eine Überversorgung mit Biotin kaum möglich. Als wasserlösliches Vitamin werden Überschüsse vom Körper einfach ausgeschieden.

Biotin als Buzzword für die Schönheit: Auch im Bereich Haarpflege wie Shampoo ist die Rede von „mit Biotin" – allerdings wird Biotin üblicherweise oral oder durch die Produktion in der Darmflora in den Körper aufgenommen. Es gibt noch keine aussagekräftigen Studien dazu, inwieweit das Auftragen von Biotin auf das Haar zu einer Haarstrukturverbesserung kommen kann. Schließlich ist Biotin an Stoffwechsel- und Zellbildungsprozessen beteiligt, welche nicht auf der Haaroberfläche stattfinden.

Pantothensäure, auch unter dem Namen Vitamin B5 bekannt, wird für viele Stoffwechselprozesse und zur Energiegewinnung benötigt. Es soll zu gesunder Haut und schönem Haar beitragen, weshalb es in vielen „Haarvitaminen" zu finden ist. Pantothensäure ist, wie Biotin, ein wasserlösliches Vitamin, das meist zur Genüge über die Nahrung aufgenommen wird. Darum ist weder ein Mangel noch eine Überdosierung denkbar.

Eisen, Zink und Kupfer: Drei wichtige Spurenelemente, die schönes Haar unterstützen sollen. **Eisen** übernimmt wichtige Funktionen in Stoffwechselwegen. Zu seinen zahlreichen Aufgaben gehört zum Beispiel die Sicherstellung der Energieversorgung der Zellen sowie die Unterstützung des Sauerstofftransports über das Blut. Eisen ist ein wichtiger Faktor, um Haarausfall vorzubeugen, wie Dermatologin Dr. Bergfeld in ihrer Studie (2006) bestätigt (es kann Haarausfall allerdings nicht behandeln!). Besonders viel **Eisen** findet sich in Rind- und Schweinefleisch. Vegetarier können es über Getreide, Hülsenfrüchte, Nüsse, Gemüse und Eier aufnehmen.

Zink ist an der Bildung von Keratin beteiligt, dem wichtigen Protein, aus dem unser Haar besteht, und kann unserem Haar mehr Kraft verleihen. Zink ist vor allem Bestandteil von tierischen Nahrungsmitteln wie Fisch, Fleisch und Milchprodukten. Veganer können diesen Nährstoff zwar auch über Getreidearten aufnehmen, aber der

Zinkanteil ist darin wesentlich niedriger als in tierischen Quellen. Für den Fall, dass Sie sich vegan ernähren, sollten Sie daher eine Zinkaufnahme über Nahrungsergänzungsmittel in Betracht ziehen. Empfohlen wird eine Tageszufuhr von **7–10 mg**. Eine Mangelerscheinung von Zink kann sich unter anderem über Haarausfall bemerkbar machen.

Kupfer ist an der Produktion von Melanin beteiligt, dem Stoff, aus dem unsere Haarfarbe entsteht. Ausreichend **Kupfer** bekommt der Körper durch den Verzehr von grünen Gemüsesorten, Fisch und Schalentieren, Kakao, Trockenobst, Nüssen und Haferflocken. Letzteres klingt doch schon fast nach einem leckeren Frühstück, oder? Probieren Sie es doch gleich mal aus!

Das können Sie jetzt gleich für Ihr Haar tun:
Haferflocken, Nüsse, Trockenobst – allesamt beinhalten Sie wertvolle Vitamine und Spurenelemente, die eine gute Basis für schönes und gesundes Haar sind. Probieren Sie es doch einmal mit einem Frühstück, das nicht nur gesund ist, sondern obendrein auch noch haarpflegend wirkt!
• 30 g Haferflocken

- etwas Trockenobst Ihrer Wahl (z. B. Äpfel)
- 15 g Mandeln (ungesalzen, am besten aus der Backabteilung)
- Fettarme Milch oder Milchalternative
- ein paar Rosinen oder Cranberrys nach Geschmack

Proteine: Proteine sind Eiweiße, die eine zentrale Rolle in nahezu sämtlichen Prozessen des Körpers beteiligt sind. Auch unser Haar besteht aus einem Protein, dem Keratin. Ein Mangel an Eiweiß kann die Bildung von Keratin stören, wodurch es zu Störungen des Haarwachstums und Haarausfall kommen kann. Der tägliche Eiweißbedarf variiert von Person zu Person, da er von den individuellen Lebensumständen abhängt. So haben Leistungssportler einen deutlich höheren Eiweißbedarf als weniger aktive Menschen. Die deutsche Gesellschaft für Ernährung empfiehlt für Erwachsene eine tägliche Proteinzufuhr von etwa 0,8 g je kg Körpergewicht. Zu den wichtigsten Eiweißlieferanten zählen Fleisch, Käse und Eier, aber auch vegane Lebensmittel wie Kartoffeln, Soja und Getreide können die Körper mit Proteinen versorgen.

Der Nährstoffbedarf und seine Quellen im Überblick:

Nähr-stoff	Tagesbe-darf [1] *	Quelle und Nähr-stoffgehalt je 100 g [2]
Biotin	30–60 µg	• Leber (100 µg) • Sojabohnen (60 µg) • Eigelb (25 µg) • Nüsse (ca. 20–35 µg) • Haferflocken (20 µg) • Schokolade (3 µg) Darmflora
Pan-tothen-säure	6 mg	• Leber (7 mg) • Erdnüsse (3 mg) • Vollmilch (2,7 mg) • Forelle (1,7 mg) • Geflügel (ca. 1,6 mg) • Eier (1,6 mg) • Hülsenfrüchte (ca. 1,5 mg)
Eisen	10–15 mg	• Leber (18 mg) • Austern (6 mg) • Vollkornerzeugnisse (ca. 3–5 mg) • Spinat (3,3 mg)

		• Hülsenfrüchte (ca. 5–7 mg) • Eier (2,1)
Zink	7–10 mg	• Fleisch (ca. 4,5–6 mg) • Nüsse (ca. 2,7–4 mg) • Bohnen (ca. 2,5–4 mg) • Garnelen (2,2 mg) • Hartkäse (ca. 3,5–4,6 mg)
Kupfer	1–1,5 mg	• Kakao (3,8 mg) • Cashewkerne (3,7 mg) • Leber (1,3 mg) • Haselnüsse (1,3 mg) • Bohnen (ca. 0,6–1,2 mg) • Schalentiere (ca. 0,6–1,1 mg) • Vollkornerzeugnisse (ca. 0,5 mg)

[1]Angaben laut duale Reihe Biochemie, Thieme, 4. Auflage Rassow, J., Hauser, K., Netzker, R., Deutzmann, R.

[2] Angaben laut vitalstofflexikon.de (DocMedicus Verlag GmbH & Co. KG) * täglicher Bedarf eines durchschnittlichen Erwachsenen

NAHRUNGSERGÄNZUNGSMITTEL: DARAUF KÖNNEN SIE VERZICH- TEN

Glänzendes, gesundes Haar und einzigartiges Volumen: Das versprechen immer mehr Nahrungsergänzungsmittel, die mit attraktiven Verpackungen und niedlichen, bonbonartigen Dragees werben, welche sich gut auf Social-Media-Kanälen und in den Regalen der Drogerien machen. Doch wenn Sie sich die niedlichen Biotin-Bonbons genauer ansehen, fällt etwas Wichtiges auf. Dazu müssen Sie wissen, dass Zutaten- und Inhaltsstofflisten auf Etiketten immer absteigend nach dem Gewichtsanteil des jeweiligen Stoffes sortiert sind. Das heißt, dass der Inhaltsstoff, der zuerst genannt wird, den größten Anteil am Produkt ausmacht. Das zuletzt gelistete Produkt macht dementsprechend den kleinsten Teil des Produktes aus und ist meistens nur in Spuren vorhanden. Schauen Sie sich nun die zuerst gelisteten Inhaltsstoffe dieser Nahrungsergänzungsmittel an, werden Sie häufig **Zucker, Dextrose oder Glukosesirup** entdecken, wenn nicht gar mehrere innerhalb einer Zutatenliste – allesamt **Zucker**. Weiterhin finden sich **Süßungsmittel** wie **Stevioglycoside (Stevia), Xylitol oder Erythrit**. Gut für das Haar ist das nicht.

Ein Blick auf die enthaltenen Vitamine verrät außerdem, dass ein Vielfaches des Tagesbedarfs enthalten ist: **5 mg** Biotin bei einem empfohlenen Tagesbedarf von **0,03 bis 0,07 mg** ist etwas zu viel des Guten. Und wie Sie soeben herausgefunden haben, ist der Biotinbedarf in den meisten Menschen durch eine normale Ernährung bereits gedeckt. Deshalb hat Ihr Körper diese Nahrungsergänzungsmittel in der Regel nicht nötig und alles, was Ihr Körper nicht braucht, wird sowieso ausgeschieden. Darum kümmert es auch nicht, ob die Präparate 100 % oder 10.000 % Ihres Tagesbedarfs decken. In diesem Fall gilt „viel hilft NICHT viel" und Sie können dieses Geld besser sparen oder in ein paar Nüsse, Obst und Gemüse investieren, die Ihnen die Vitamine und Spurenelemente bieten, die Sie brauchen – ganz ohne Zuckerzusatz.

Das Wichtigste in Kürze:

• Die Ernährung spielt eine wichtige Rolle in der Gesundheit unserer Haare.

• **Vitamine: Biotin** wird ausreichend über die Nahrung aufgenommen und in der eigenen

Darmflora produziert. Eine zusätzliche Aufnahme über Nahrungsergänzungsmittel ist in der Regel nicht notwendig. Auch **Pantothensäure** wird normalerweise ausreichend über die Ernährung aufgenommen und bedarf im Normalfall keiner zusätzlichen Zuführung über Nahrungsergänzungsmittel.

• **Eisen** kann nachweislich Haarausfall vorbeugen, aber nicht behandeln, **Zink** unterstützt kräftiges Haar und **Kupfer** fördert die Melaninproduktion, die für unsere Haarfarbe wichtig ist.

• **Nahrungsergänzung** für gesundes Haar ist in den meisten Fällen nicht notwendig.

Tipp 3:
Auf die Pflege
kommt es an

„Repariert das Haar bis in die Spitzen" oder "für gesund aussehendes Haar" sind Aussagen, die man in Werbespots für Haarpflegeprodukte häufig hört. Aber haben Sie schon einmal darüber nachgedacht, wie das gesunde Aussehen und die vermeintliche „Haar-Reparatur" zustande kommt? Lassen Sie sich nicht ablenken von etwaigen

Werbeversprechen. Fakt ist, dass Haar, das tatsächlich beschädigt ist, nicht repariert werden kann. Denn wenn ein Haar einmal kaputtgeht und sich Spliss entwickelt, dann hilft nur noch, es abzuschneiden. Darum heißt es: vorbeugen!

Haare brauchen Pflege und vor allem auch Fingerspitzengefühl. In diesem Kapitel lernen Sie, worauf Sie beim Kauf Ihres Shampoos achten sollten und welche Produkte für Ihren Haartypen geeignet sind.

INHALTSSTOFFE GENAUER BETRACHTET: SILIKONE, PARABENE & CO.

Haben Sie einen Überblick über all die Inhaltsstoffe, aus denen Ihre Haarpflegeprodukte bestehen? Lassen Sie sich nicht von den komplizierten Begriffen verunsichern! Ich zeige Ihnen nun die häufigsten Inhaltsstoffe, die Hersteller für ihre Shampoos verwenden. Sie sind sich vermutlich bereits darüber bewusst, dass ein Shampoo ohne Silikone und Parabene zu bevorzugen ist. Aber warum das so ist, und welche Stoffe wünschenswerte Alternativen sein könnten, wird häufig nicht thematisiert. Schauen wir uns zunächst an, welche Inhaltsstoffe üblicherweise enthalten sind und welche Ihrem Haar keinen Mehrwert bieten.

Shampoos setzen sich typischerweise aus folgenden Hauptkomponenten zusammen: Wasser, waschaktive Substanzen (Tenside), schaumbildende Zusätze (häufig auch Tenside), Feuchtigkeitsspender und rückfettende Substanzen, Verdickungsmittel, Säuren, Konservierungsstoffe, Farb- und Duftstoffe.

Tenside: Tenside sind die waschaktive Inhaltsstoffe, die sowohl in Shampoos als auch in anderen Reinigungsmitteln, wie Waschmittel, verwendet werden. Die Tenside im Shampoo haben die Hauptaufgabe, Haar und Kopfhaut von Fett, Schweiß und Schmutz zu befreien. Auf der Liste der Inhaltsstoffe findet sich das eingesetzte Tensid in den meisten Fällen auf Platz zwei, gleich hinter Wasser. Mit diesem großen Anteil am Gesamtprodukt haben Tenside einen großen Wirkungsfaktor auf Haar und Kopfhaut. Meistens werden weitere Tenside als „Nebentenside" in einem Shampoo verwendet, um weitere Eigenschaften, wie besonders starke Schaumbildung, hinzuzufügen.

Besonders interessant wird es, wenn wir uns die unterschiedlichen Tenside anschauen. Man klassifiziert sie auf unterschiedliche Art und Weise. Darunter fällt die chemische Einteilung in „kationische", „anionische" und „amphotere" Tenside. Der Einfachheit halber beschränken wir uns auf die für uns relevante Unterteilung in „aggressive" und „milde" Tenside.

Aggressive Tenside reinigen besonders wirkungsvoll, sind allerdings auch besonders stark entfettend und dadurch reizend für unsere Kopfhaut und strapazierend für unser Haar. Milde Tenside hingegen sind hautverträglicher, entfetten auf der anderen Seite aber weniger effektiv.

Warum werden aggressive Tenside in Shampoos eingesetzt? Viele der wirkungsvollen Tenside, die eine hohe Reinigungskraft, aber auch ein hohes Irritationspotenzial besitzen, sind relativ günstig. Die meisten Hersteller, die aggressive Tenside in ihren Produkten einsetzen, wählen Nebentenside, welche die Hautverträglichkeit des Shampoos insgesamt verbessern sollen, um Kosten einzusparen. Außerdem arbeiten tiefenreinigende Shampoos mit aggressiveren Tensiden, um das Haar und die Kopfhaut von sämtlichen Pflege-

und Stylingresten zu befreien, die sich mit der Zeit angesammelt haben.

So erkennen Sie aggressive Tenside in Ihrem Shampoo:

Schauen Sie sich die ersten zwei bis drei Inhaltsstoffe auf Ihrer Shampooflasche an. Ist eines der folgenden sulfathaltigen Tenside enthalten, handelt es sich um ein relativ aggressives Mittel, mit dem Sie Ihre Haare reinigen:

- Sodium Lauryl Sulfate (SLS)
- Sodium Laureth Sulfate (SLeS)
- Ammonium Lauryl Sulfat (ALS)
- Sodium Myreth Sulfate

Ist dies der Fall, empfiehlt es sich, für die regelmäßige Haarwäsche auf ein anderes Shampoo zurückzugreifen, das Haar und Kopfhaut weniger strapaziert. Meine Empfehlung, welche Tenside für welchen Haartypen geeignet sind, finden Sie im nächsten Kapitel „das richtige Shampoo".

Silikone – mehr Schein als Sein: Viele Shampoo-Verpackungen versprechen: „für gesunden Glanz", „für leichte Kämmbarkeit", „stärkt und repariert". Das Problem befindet sich genau hier:

Diese Aussagen stehen leider allzu häufig in Zusammenhang mit dem Einsatz von silikonhaltigen Zusatzstoffen.

Silikone sind Kunststoffe (Polymere), die das Haar ummanteln, die Haarfasern glätten und dem Haar Geschmeidigkeit und Glanz verleihen. Ein schöner Soforteffekt, der auf den ersten Blick neidische Blicke hervorrufen kann. Aber gleichzeitig versiegeln Silikone, vor allem diejenigen, die nicht wasserlöslich sind, die Haarstruktur und verhindern, dass die Pflegestoffe, die Sie Ihrem Haar zufügen möchten, eindringen können. Auf Dauer wird Ihr Haar trocken, spröde und brüchig, wirkt platt und beschwert durch die regelmäßig aufgetragenen Silikonschichten. Schlimmer noch ist dieser Versiegelungseffekt der Silikone für die Kopfhaut. Wenn Poren und Talgdrüsen verstopfen, trocknet die Kopfhaut aus und neigt zu schuppiger, gereizter und juckender Kopfhaut.

Wie erkennen Sie silikonhaltige Zusatzstoffe? Ein großer Teil lässt sich daran erkennen, dass Sie auf **-xane, -cone** oder **-con** enden. Einige der am häufigsten in Shampoos eingesetzten Silikone sind zum Beispiel ***Dimethicone, Methicone, Polysiloxane, Cylclomethicone***. Silikone sind nur schwer aus dem Haar zu waschen und wirken sich auf lange Sicht negativ auf die Gesundheit Ihrer Haare aus – so schön sie auch wirken mögen unter dem „Silikon-Schutzmantel".

Das können Sie jetzt gleich tun:
Inspizieren Sie Ihre Haarpflegeprodukte. Sind Silikone in der Inhaltsstoffliste zu finden? Dann brauchen Sie das Produkt möglichst auf (denn Sie müssen etwas, dass Sie bereits gekauft haben, nicht unnötig verschwenden) und schauen Sie sich nach einer silikonfreien Alternative um. Unterziehen Sie Ihre Haare einer „Entzugskur". Dabei benötigen Sie etwas Geduld, denn bis Ihre Haare und Ihre Kopfhaut an die silikonfreie Behandlung gewöhnt ist, kann es schon mal 2–3 Monate dauern. Dadurch, dass Sie die zuvor aufgebaute Silikonschicht abbauen, kann das Haar kraftlos und spröde erscheinen, weil es durch die Silikonversiegelung nur wenig Pflegestoffe bekommen hat. Dann aber können Ihre Haare „atmen", Nährstoffe aufnehmen und strahlend glänzen – ganz ohne Silikone!

Parabene: Auf manch einer Shampooverpackung können Sie lesen „Silikonfrei und ohne Parabene".

Aber was sind eigentlich Parabene und warum sind sie ein unerwünschter Zusatzstoff in Ihrem Shampoo? Parabene sind Mineralöle, die aus Erdöl gewonnen werden. Sie werden als Konservierungsmittel eingesetzt, um Kosmetikartikel länger haltbar zu machen. Die Kehrseite dieses Zusatzstoffes ist, dass Parabene sich im Körper ansammeln und Einfluss auf das Hormonsystem nehmen können. Darüber hinaus wurde in einer Studie aus dem Jahr 2004 ein Zusammenhang zwischen Methylparabenen und Brustkrebs entdeckt. Parabene sind in der Liste der Inhaltsstoffe leicht zu finden, da sie auf **-parabene** enden. Naturkosmetika dürfen keine Parabene einsetzen. Um ihre Produkte haltbarer zu machen, setzen sie häufig Alkohole ein.

Koffein: Sie kennen Koffeinshampoos vermutlich. Hersteller werben mit der Eigenschaft, das Haarwachstum anzuregen. Aber können Sie diesen Effekt für sich nutzen? Theoretisch ergibt es Sinn: Das Koffein in Ihrem Frühstückskaffee hat einen stimulierenden Effekt auf Ihren Körper – wieso also nicht auch auf Ihre Haarwurzeln? In der Praxis kann Koffeinshampoo tatsächlich eine vorteilhafte Wirkung auf das Haarwachstum haben. Allerdings gilt dies lediglich für eine bestimmte Form des Haarausfalls, von dem vor allem Männer betroffen sind. Diese Form des Haarausfalls ist genetisch bedingt und steht in engem Zusammenhang mit hohen Testosteronwerten. Das Koffeinshampoo kann eine Stoffwechselreaktion des Testosterons hemmen und dadurch theoretisch das Haarwachstum unterstützen. Aussagekräftige Studien zur Wirkung von Koffeinshampoo auf das Haarwachstum gibt es jedoch noch nicht.

DAS RICHTIGE SHAMPOO

Sprechen wir darüber, was ein gutes Shampoo ausmacht. Natürlich gibt es nicht DAS ultimative Shampoo. Dagegen spricht schon allein das große Angebot, aus dem Sie wählen können. Wichtiger ist zu wissen, was das richtige Shampoo für Sie und das individuelle Bedürfnis Ihrer Haare und Ihrer Kopfhaut ist. Trockene Haare müssen anders behandelt werden als fettige. Unter Tipp 1 haben Sie einen Überblick über die unterschiedlichen Haarprobleme erhalten. Dank Tipp 2 wissen Sie nun, dass Ihre Haarpflegeprodukte keine Silikone,

Parabene oder aggressive Tenside enthalten sollte. Und nun lernen Sie die Shampoo-Komponenten kennen, die am ehesten für Ihren speziellen Haartypen bzw. Ihr individuelles „Haarproblem" geeignet sind.

Was beinhaltet ein gutes Shampoo?

In erster Linie beinhaltet ein gutes Shampoo **milde Tenside**. Sie gelten als **das Qualitätsmerkmal eines guten Shampoos**. Denn jedes Shampoo braucht waschaktive Substanzen, um Kopfhaut und Haar von Schmutz und Fett zu reinigen. Einige Tenside sind jedoch eher geeignet als andere. Viele Shampoos enthalten potente Zusätze, die zwar effektiv reinigen, aber auch die Gefahr der Austrocknung oder Schädigung an der Kopfhaut und an den Haaren mit sich bringen.

Milde Tenside: Milde Tenside sind schon in der Anwendung zu erkennen: Je weniger Schaum, desto milder die Tenside. Günstige Tenside sind nicht allein wegen ihrer Kosten attraktiv für Hersteller. Die günstigeren, aggressiveren Tenside gehen meist einher mit guten Aufschäumeigenschaften. Wer auf fluffigen Schaum verzichten kann, tut seinem Haar also etwas Gutes. Milde

Tenside reinigen sanft, ohne die Kopfhaut zu reizen.

Welche Tenside sind für mein Haar geeignet?

Haartyp/ Wäsche	Geeignete Tenside	Weitere geeignete Wirkstoffe
Tägliche Haarwäsche	• Sarkosine (-sarcosinate) • Zucker-tenside (-glucoside) • Kokostenside (z. B. Sodium Coco Sulfate)	
Trockenes Haar	• Sarkosine (-sarcosinate) • Zucker-tenside (-glucoside) • Kokostenside (z. B. Sodium Coco Sulfate)	**Feuchtigkeitsspender:** • Glycerin • Pflanzenöle und Butter • Pflanzliche Öle (Kopfhaut) • Shea Butter (Haare)
Fettiges Haar	• Sulfosuccinate	• Tonerde

	• Sodium Lauroyl Lactylate • Zuckertenside (z. B. Coco Glucoside) • Cocamidopropyl Betaine	• Salicylsäure (entzündungshemmend) • Keine Öle
Schuppen	• Zuckertenside (z. B. Decyl Glucoside)	• Teebaumöl • Ketoconazol (Antimykotikum) • Selendisulfid (Antiseborrhoikum) • Salicylsäure (hornhautlösend) • Pyrithion zink (Zink)
Feines Haar	• Cocamidopropyl Betaine • Amphoterische Tenside	• Keratin • Kollagen • Keine Öle • Dexpanthenol (feuchtigkeitsspendend)
Koloriertes Haar	• Cocamidopropyl Betaine	**Feuchtigkeitsspender:**

	• Sodium Lauryl Sulfoacetate • Zuckertenside (z. B. Coco Glucoside) • Kokostenside (z. B. Cocoyl Hydrolyzed Soy Protein)	• Jojoba-, Argan-, Avocado-, Macadamia-, Kokosnuss- oder Olivenöl • Glycerin
Welliges Haar und Locken	• Cocamidopropyl Betaine • Zuckertenside (-glucoside) • Kokostenside (z. B. Sodium Coco Sulfate)	**Feuchtigkeitsspender:** • Jojoba-, Argan-, Avocado-, Macadamia-, Kokosnuss- oder Olivenöl • Glycerin Anti-Frizz-Formel: Kationische Tenside (z. B. Behentrimonium chloride)

Feuchtigkeitsspender: Neben reinigenden Inhaltsstoffen enthält ein gutes Shampoo auch

Zusätze, die Ihr Haar pflegen. Denn „Reinigungs-mittel" allein sorgen nicht für gesundes Haar. Wichtig sind wirkungsvolle Feuchtigkeitsspender wie **Glycerin.** Ein potenter Feuchtigkeitsspender, der dabei hilft, die Feuchtigkeit aus der Umgebung ins Haar aufzunehmen. Auch in vielen Hautpfle-geprodukten findet Glycerin Anwendung. Außer-dem können Sie auf dem Etikett Ihres Shampoos Alkohole entdecken, die Ihrem Haar Feuchtigkeit spenden. Üblicherweise hat Alkohol die Eigen-schaft, Haar und Kopfhaut auszutrocknen. Aller-dings müssen Sie dazu wissen, dass es „gute" und „schlechte" Alkohole gibt, die eine unterschiedli-che Wirkungen erzielen. „Gute" Alkohole sind so-genannte Fettalkohole mit feuchtigkeitsspenden-den Eigenschaften.

So können Sie „gute" von „schlechten" Alko-holen unterscheiden:

Fettalkohole	Schädliche Alkohole
• **Cethyl Alcohol*** • **Cetearyl Alcohol*** • Decyl, • Isostearyl Alcohol	• **Alcohol Denat.** * (entfettet, desinfi-ziert) • Alcohol

• Lauryl Alcohol,	• Benzyl Alcohol (Duftstoff)
• Mirystyl Alcohol	• Ethanol
• Oleyl Alcohol,	• Ethyl Alcohol
• Palmitoleyl Alcohol	• Isopropanol
• Stearyl Alcohol	• Isopropyl Alcohol (entfettet)
	• Methanol

*Diese Alkohole kommen besonders häufig vor

Insbesondere bei trockener Kopfhaut sollte darauf geachtet werden, dass die verwendeten Produkte keine austrocknenden Alkohole enthalten oder dass diese zumindest weit unten in der Inhaltsstoffliste angesiedelt sind.

Auch für Hautpflegeprodukte sind diese beiden Alkoholgruppen interessant. Dort versteckt sich häufig ein denaturierter Alkohol (Alcohol Denat.), welcher der Haut Feuchtigkeit entzieht.

Kollagen: Kollagen ist ein wichtiger Bestandteil unserer Haut und wird auch im Anti-Aging-Bereich eingesetzt. Auch für unsere Haare kann es

Vorteile bieten: Lösliches Kollagen (Soluble Collagen) in Produkten ähnelt dem Kollagen unserer Haut und eignet sich für die Pflege von trockenem, sprödem und kraftlosem Haar.

Pflanzenextrakte: Immer mehr Shampoos setzen auf Pflanzenöle, um einen möglichst natürlichen und nachhaltigen Eindruck auf die Verbraucher zu machen. Viele Pflanzenextrakte haben pflegende Eigenschaften für unser Haar. Öle wie Jojoba- und Argan-Öl spenden Feuchtigkeit und bilden einen Schutzfilm, Aloe Vera und Kamille beruhigen gereizte Kopfhaut und unbekanntere Extrakte von Zinnkraut und Beinwurz werden erfolgreich zur Behandlung von Schuppen eingesetzt. Allerdings ist nicht alles, was uns die Natur bietet, wirklich von Vorteil für die Gesundheit unserer Haare. Viele pflanzliche Zusätze werden eingesetzt, um eine Imagefunktion zu erfüllen. Die Produkte wirken auf Käufer natürlicher und verkaufen sich als das „gute Gewissen", das sich der Verbraucher von heute, in Zeiten verstärkter Nachhaltigkeitsbewegungen, wünscht. Darum ist es von Vorteil zu hinterfragen, ob alle Naturprodukte die richtige Wahl sind, um gesundes Haar zu erreichen.

CONDITIONER: WICHTIGES HILFSMITTEL ODER UNNÖTIG?

Shampoo und Conditioner – das Dream-Team in jedem Drogerie-Regal. Das zeigen auch die vielen 2-in-1-Produkte, die auf dem Markt angeboten werden. Die Aufgabe des Shampoos ist uns allen klar. Im Idealfall reinigt es nicht nur unser Haar und unsere Kopfhaut, sondern pflegt und verleiht unserem Haar attraktive Eigenschaften wie Glanz, eine gute Kämmbarkeit und einen angenehmen Duft.

Was ist die Aufgabe von Conditioner? Die Haarstruktur wird durch das Haarewaschen mit dem Shampoo geöffnet. Das hat zur Folge, dass die aufgestellten Hornplatten auf der Haaroberfläche das Haar rauer wirken und leichter verknoten lassen. Durch den Einsatz von Conditioner soll die Haarstruktur wieder geschlossen werden, wodurch das Haar geglättet und vor schädlichen Umwelteinflüssen geschützt wird.

Die Notwendigkeit, eine Haarspülung einzusetzen, ist umstritten. Auf der einen Seite schwören viele, dass Conditioner in der täglichen Haarwäscheroutine nicht fehlen darf, auf der anderen Seite gibt es zahlreiche Vertreter der Meinung, dass zumindest normales und feines Haar keine Spülung benötigt – lediglich trockenes, sprödes und chemisch behandeltes Haar könne dadurch profitieren. Gehen wir davon aus, dass jemand sein Haar mit silikonhaltigen Shampoos gewaschen hat, kann ein Conditioner kaum Vorteile bringen, da die Haarstruktur durch die Silikone bereits „versiegelt" ist. Erst, wenn die Silikonreste aus dem Haar herausgewaschen wurden, was mehrere Wochen bis Monate dauern kann, kann ein Conditioner sinnvoll sein. Die Haarspülung sollte dann natürlich auch keine Silikone enthalten. Insgesamt lohnt es sich, gerade bei langem Haar einen Conditioner einzusetzen, um die Hornschicht der Haare wieder zu glätten und Verknoten zu vermeiden. Zusätzlich sollte der Conditioner danach ausgewählt werden, auf welche Haarbedürfnisse er abgestimmt ist. Fettiges Haar benötigt zum Beispiel keine reichhaltige, öl- und butterreiche Pflege. Trockenes Haar hingegen kann davon profitieren.

Bei koloriertem und blondiertem Haar sollte nicht auf einen Conditioner verzichtet werden. Blondieren schadet dem Haar immens, wodurch es einer ausgedehnteren Pflegeroutine bedarf. Ein Conditioner kann Gelbstiche und den durch den Blondierungsprozess entstandenen Feuchtigkeitsverlust ausgleichen. Auch koloriertes Haar kann von der passenden Haarspülung profitieren. Es pflegt das Haar schonend und kann die Strahlkraft der Farbe länger aufrechterhalten.

HAARMASKEN UND HAARKUREN

Masken und Kuren beinhalten eine große Extraportion Pflege. Sie sollen Feuchtigkeit spenden, die Haarstruktur verbessern und für eine weiche, gepflegte Mähne sorgen. Sie eignen sich für trockenes, beanspruchtes, koloriertes und blondiertes Haar. Beachten Sie jedoch, dass Sie die Haarkur nach dem Bedürfnis Ihres Haares auswählen, um den erwünschten Effekt zu erzielen. Wie häufig eine Maske oder Kur angewendet werden sollte, ist abhängig von der Haarbeschaffenheit. Bei strapaziertem Haar kann die Extrapflege zweimal wöchentlich durchgeführt werden. Verwenden Sie Haarmasken und Kuren zu häufig, können sich Produktablagerungen bilden, die das Haar beschweren und überpflegen.

HAARÖLE UND PFLEGESEREN

Achtung Silikonfalle! Wenn Sie überlegen, wofür Haaröle und Pflegeseren eingesetzt werden, fällt Ihnen mit Sicherheit etwas auf: unwiderstehlicher Glanz, leichte Kämmbarkeit und Geschmeidigkeit. Allesamt Eigenschaften, die sich auf die Optik der Haare und die Haaroberfläche beziehen und durch Silikone gewährleistet werden. Der Inhaltsstoff *Cyclopentasiloxane* ist ein wasserunlösliches Silikon, das in diesem Fall oft eingesetzt wird. Das Haar wird in diesen Fällen leider nicht gepflegt, sieht aber gut aus und fühlt sich gut an.

Neuer Hype „Festes Shampoo"
Besser für die Umwelt, aber auch gut für die Haare? Was wir nicht alles tun, um weniger Müll, Mikroplastik und Co. zu produzieren. Hersteller haben unsere Tendenz zu mehr Nachhaltigkeit wahrgenommen und antworten mit neuen Produkten: Shampoos, Duschgele und Gesichtsreiniger als feste Variante. Man könnte meinen, dass die Damen und Herren Anfang des 20.

Jahrhunderts keine feste Seife verwendet haben, um Haut und Haar zu waschen, oder?

Nicht ganz. Festes Shampoo ist, anders als Haarseife, aus eben jenen Komponenten hergestellt, die sein flüssiges Gegenstück enthält, nur ohne Wasser (oder andere Flüssigkeiten). Haarseife enthält dagegen weder Silikone noch Parabene und kommt ganz ohne Tenside aus. Allerdings ist die Anwendung der Haarseife etwas aufwendiger, insbesondere, wenn das Wasser im Haushalt sehr kalkhaltig ist. Aufgrund des basischen pH-Wertes der Haarseife sollte nach der Anwendung eine säurehaltige Spülung, etwa mit Apfelessig oder einer Zitronen-Wasser-Mischung, durchgeführt werden, um die Bildung unschöner und hartnäckiger Seifenflöckchen auf der Kopfhaut zu verhindern. Sollten Sie festes Shampoo oder Haarseife ausprobieren wollen, achten Sie darauf, das Seifenstück nach dem Gebrauch gut trocknen zu lassen und vermeiden Sie Wasserstau, indem Sie zum Beispiel ein Seifensäckchen oder einer Seifenschale mit Löchern verwenden.

Sind naturbasierte Shampoos besser als herkömmliche Produkte?

Naturkosmetik enthält keine Silikone oder Sulfate und besteht aus Inhaltsstoffen natürlichen Ursprungs. Darunter sind ätherische Öle, Pflanzenextrakte und Kräuter zu finden. Außerdem dürfen weder künstliche Konservierungsstoffe noch solche aus Mineralölen enthalten sein. Wichtig für Personen mit empfindlicher Kopfhaut und Schuppen ist zu wissen, dass Naturkosmetik mithilfe von Alkohol haltbar gemacht wird, was zu zusätzlichen Hautirritationen führen kann.

Es ist durchaus möglich zu argumentieren, dass natürliche Shampoos in einigen Punkten besser sind als herkömmliche Produkte. Die Inhaltsstoffe sind in der Regel biologisch abbaubar und daher, anders als Silikone oder Parabene, unbedenklich für die Umwelt. Auf der anderen Seite haben manche herkömmlichen Produkte bessere reinigende Eigenschaften. Die Frage nach dem besseren Produkt richtet sich also eher nach den persönlichen Vorlieben des Anwenders.

Das Wichtigste in Kürze:

• **Tenside** lassen sich in aggressive und milde Tenside unterteilen. Für gesundes Haar und eine gesunde Kopfhaut sollte die Wahl auf ein mildes Tensid fallen.

- **Silikone** sorgen für Glanz, Geschmeidigkeit und Kämmbarkeit, versiegeln jedoch die Haaroberfläche und verhindern, dass das Haar Pflegestoffe aufnehmen kann.

- **Parabene** sind ein umstrittener Zusatzstoff, der unter Verdacht steht, Einfluss auf das Hormonsystem nehmen zu können und im Zusammenhang mit Brustkrebs zu stehen.

- **Koffein** wird nachgesagt, das Haarwachstum bei testosteronbedingtem Haarausfall durch den Eingriff in den Hormonstoffwechsel zu unterstützen. Ob es für andere Arten des Haarverlustes geeignet ist, ist bisher noch unklar.

- **Alkohole** können unterschieden werden in feuchtigkeitsspendende und schädliche Alkohole. Dies ist besonders wichtig für Menschen, die zu trockenen Schuppen neigen, sowie bei trockenem und sprödem Haar.

- **Conditioner** schließt die durch das Shampoo geöffnete Haarstruktur und soll dem Haar Feuchtigkeit spenden. Viele Conditioner setzen Silikone ein, die Sie besser vermeiden.

- **Haaröle und Haarseren** sind leider allzu häufig richtige Silikonfallen. Stattdessen kann man auf Haushaltsmittel wie pures Oliven- oder Kokosöl zurückgreifen.

Tipp 4: Haare waschen, aber richtig

Haare zu waschen, ist doch einfach: Shampoo in den Händen aufschäumen, auf dem Kopf verteilen und ausspülen. Ja, das ist richtig. Dennoch gibt es ein paar Dinge, die Sie beim Haarewaschen beachten sollten. Die Frage, womit Sie Ihr Haar waschen sollten und worauf Sie besser verzichten, haben wir bereits in Tipp 3 beantwortet. In diesem Kapitel geht es um Fragen „wann", „wie" und „wie oft"?

WIE OFT SOLLTE MAN SICH DIE HAARE WASCHEN?

Das ist natürlich abhängig von Ihren Lebensumständen, Ihrer Haarstruktur und davon, wie Ihre Talgdrüsen arbeiten. Allgemein gilt, dass die 2- bis 3-malige Haarwäsche in der Woche vollkommen ausreicht. Wenn Sie viel Sport treiben oder unter schnell fettendem Haar leiden, darf es auch eine tägliche Haarwäsche sein. Hier sollten Sie auf ein Shampoo zurückgreifen, dass für die tägliche Haarwäsche geeignet ist. Denn wie Sie mittlerweile wissen, sollten wir unbedingt vermeiden, Ihre Kopfhaut durch häufiges Waschen mit reizenden Mitteln auszutrocknen.

Tipp: Steht ein besonderer Anlass an, zu dem Sie sich eine Frisur wünschen, bei der es auf langen Halt ankommt? Dann waschen Sie Ihre Haare zuletzt einen Tag vorher, um Ihrem Haar mehr Struktur für Ihre Frisur zu geben.

DER UMGANG MIT SHAMPOO VERSUS CONDITIONER, MASKEN & CO.

Schauen wir uns nun an, wie man Shampoo und andere Haarpflegeprodukte richtig anwendet. Aufgrund ihrer unterschiedlichen Aufgaben werden Shampoos anders angewendet als zum Beispiel Conditioner, Haarmasken oder -Kuren

Shampoos richtig anwenden:

Die richtige Haarwasch-Routine beginnt mit der richtigen Vorbereitung: kämmen Sie Ihre Haare bereits vor der Dusche. Dadurch haben Sie zum einen ein leichteres Spiel mit weniger Knoten nach der Haarwäsche und zum anderen vermeiden Sie zusätzlichen Haarbruch dadurch, dass die Haare im nassen Zustand viel empfindlicher sind (außerdem landen weniger Haare in Ihrem Abfluss ...). Waschen Sie Ihr Haar möglichst unter lauwarmem Wasser. So gern wir eine heiße Dusche lieben, so schädigend ist es für unsere Kopfhaut und unser Haar. Das Shampoo muss lediglich in den Haaransatz massiert werden, wofür eine haselnussgroße Portion völlig ausreicht. Shampoo muss nicht in die Längen eingearbeitet werden, da es die Aufgabe hat zu entfetten – und da langes Haar allzu oft mit trockenen Längen zu kämpfen hat, genügt es, das Shampoo vom Haaransatz über die Längen zu spülen. Waschen Sie das Shampoo nach einer kurzen Einwirkzeit gründlich aus, um das Haar von sämtlichen Produktresten, Schmutz und Fett zu befreien.

Conditioner richtig anwenden:
Anders als beim Shampoo verhält es sich mit Spülungen, Haarmasken und -kuren. Diese sollten beim Haarewaschen nur in die Längen eingearbeitet werden. Wenn Sie Ihren Haaransatz mit diesen Produkten behandeln, verliert vor allem feines Haar seine Standkraft und wirkt noch kraftloser. Außerdem können die feuchtigkeitsspendenden Eigenschaften auf der Kopfhaut schneller fettendes Haar hervorrufen. Aus diesem Grund ist von 2-in-1 Shampoos abzuraten.

Die Haarspülung wird immer nach der Verwendung des Shampoos durchgeführt, damit sie ihre Aufgabe, das Haar zu verschließen, erfüllen kann. Wringen Sie sanft etwas überschüssiges Wasser aus Ihren Haarlängen, bevor Sie die

Spülung auf die Längen auftragen, sodass sie besser einwirken kann und nicht unmittelbar verdünnt oder ausgespült wird. Nach einer kurzen Einwirkzeit können Sie das Haar gründlich auswaschen. Zum Schluss Ihrer Haarwasch-Routine können Sie Ihre tropfnassen Haare vorsichtig auswringen und in ein Handtuch wickeln – nicht rubbeln oder reiben. Lassen Sie das Haar bitte nicht im Handtuch trocknen! Über die feuchte Wärme darin freuen sich leider nur die Kopfhautpilze!

Haarmasken und Haarkuren richtig anwenden:
Im Umgang mit Haarmasken und Haarkuren kann man sich grundsätzlich an die Hinweise zur richtigen Anwendung von Conditioner richten. Beachten Sie, dass Sie die angegebene Zeitangabe einhalten, die für das Produkt empfohlen wird.

HAAR-DETOX: ÜBERPFLEGEN SIE IHR HAAR NICHT

Je mehr Sie Ihr Haar pflegen, desto besser das Ergebnis? Leider ist das in Bezug auf Ihre Haarpflege nicht richtig. Wann ist zu viel des Guten? Wirkt das Haar strähnig, fettig und/oder platt, ist es möglich, dass das Haar zu viele Pflegeprodukte bekommen hat. Aus diesem Grund sollten Sie etwa einmal im Monat zu einem Shampoo greifen, dass das Haar von sämtlichen Produktresten befreit. Diese tiefenreinigenden Shampoos, sogenannte Detox- oder Clarifying-Shampoos, haben eine hohe Reinigungsleistung durch die Verwendung von aggressiveren, sulfathaltigen Shampoos. Darum sind diese Shampoos nicht für die tägliche Haarwäsche geeignet. Bei koloriertem und trockenem Haar sind Detox-Shampoos mit Vorsicht zu genießen. Sie trocknen aus und dringen tief in die Haarstruktur ein, wo sie das Haar neben Produktresten auch von Farbpigmenten befreien kann. Falls Sie zu trockenem Haar neigen, sollten Sie eine anschließende Feuchtigkeitspflege in Betracht ziehen, damit Ihr Haar nicht beschädigt wird.

Das Wichtigste auf einen Blick:

• **Wie oft waschen?** 2- bis 3-mal die Woche ist im Normalfall ausreichend. Allerdings ist dies abhängig vom Aktivitätslevel der Person, der individuellen Haarstruktur und der Talgdrüsen-produktion.

• **Shampoo**: Haare sollten unter lauwarmem Wasser gewaschen werden. Es reicht aus, das Shampoo in den Haaransatz zu massieren.

• **Conditioner**: Spülungen lohnen sich insbesondere bei blondiertem, koloriertem und trockenem Haar. Das Produkt muss, anders als Shampoo, lediglich in die Längen eingearbeitet werden.

• **Haarmasken und -kuren**: Ein- bis zweimal in der Woche empfiehlt es sich, das Haar mit einer Haarmaske oder Haarkur zu pflegen. Das spendet Feuchtigkeit und trägt zu einer gesunden Haarpracht bei.

• **Reinigungsshampoo**: Etwa einmal im Monat sollte man das Haar und die Kopfhaut von Produktresten befreien. Gerade bei feinem Haar ist dies wichtig, weil es schnell durch Pflege- und Styling-Produkte beschwert wird. Da die tiefenwirksamen Shampoos mit aggressiven Tensiden arbeiten, ist es nicht für die tägliche Haarwäsche geeignet.

Tipp 5: Der richtige Umgang

FINGERSPITZENGEFÜHL IST GEFRAGT: HAARBRUCH VERMEIDEN

Strapazieren Sie Ihre Haare nicht. Allgemein gilt: Je liebevoller Sie mit Ihrem Haar umgehen, desto dankbarer ist es Ihnen und belohnt Sie mit einer kraftvollen Haarstruktur, gesundem Glanz und auf Dauer mit vollerem Haar (durch die Verminderung des Haarverlustes).

Kämmen und Bürsten: Bei stark verknoteten Haaren sollten Sie lieber etwas Geduld mitbringen. Kämmen oder bürsten Sie zunächst die Spitzen und arbeiten Sie sich Stück für Stück nach oben. Versuchen Sie, Ihre Spitzen nicht abzuknicken. Sogenannte Entwirrkünstler helfen, die Strähnen sanfter und schmerzfrei zu teilen, und eine Sprühkur kann die Kämmbarkeit zusätzlich verbessern. Kämmen Sie Ihre Haare nicht im nassen Zustand, da die Haarzellen durch die Feuchtigkeit aufquellen, sich „öffnen" und so anfälliger sind, abzubrechen. Stattdessen hilft es, das Haar vor dem Haarewaschen zu entknoten und während des Shampoonierens darauf zu achten, dass das Haar einigermaßen entknotet bleibt.

Färben, Bleichen und Kolorieren: Bleichen schadet dem Haar viel mehr als dunkleres Färben. Lassen Sie Ihre Haare am besten von Ihrem Friseur behandeln. Er (oder sie) hat das benötigte Knowhow, um Ihr Haar bestens auf den Prozess vorbereiten und den Schaden auf ein Minimum zu reduzieren. Mittlerweile gibt es Kolorationen, die das Haar zusätzlich pflegen sollen. Im Optimalfall bleiben Sie bei Ihrer Naturhaarfarbe, um mechanische und chemische Schäden an Ihren Haaren zu vermeiden.

Spliss: Hier hilft leider nur der Gang zum Friseur. Lassen Sie Ihre Spitzen regelmäßig schneiden, da der Spliss mit der Zeit „hochwandern" kann. Das sieht nicht nur unschön aus, es kann leider auch nicht repariert werden. Je früher die gespaltenen Spitzen also geschnitten werden, desto weniger Haarlänge müssen Sie lassen. Wie können gespaltene Spitzen vermieden werden? Grundsätzlich kann Spliss nicht vermieden werden. Er entsteht hauptsächlich durch Reibung und kann schneller entstehen, wenn das Haar trocken und spröde ist. Gerade bei schulterlangem Haar reiben die Spitzen den ganzen Tag über an der Kleidung und anderen Oberflächen. Darum kann man allenfalls darauf achten, seine Spitzen beim Frisieren und im Alltag nicht übermäßig zu strapazieren.

Das Wichtigste auf einen Blick:

• **Kämmen** Sie Ihre Haare vorsichtig und nur im trockenen Zustand. Nasse Haare brechen und reißen sehr schnell. Das Kämmen vor der Haarwäsche unterstützt durch reduzierte Knotenbildung.

Kämmen Sie knotiges Haar zuerst an den Spitzen und arbeiten Sie sich Stück für Stück nach oben. Eine Sprühkur erleichtert das Kämmen.

• **Haare färben** sollte durch einen Profi erfolgen, um das Haar optimal auf den Färbe- oder Bleichprozess vorzubereiten und es danach der richtigen Pflege zu unterziehen.

• **Spliss** kann nicht repariert werden und sollte frühzeitig von einem Friseur geschnitten werden, um Schäden in den Längen der Haare zu vermeiden.

Tipp 6: Das Styling

STYLING-PRODUKTE

Der Trend geht hin zu Natürlichkeit. Nicht allein, was die Produktverpackung oder die Inhaltsstoffe derer betrifft, sondern auch, was unser Aussehen angeht. Der Nude-Look (übersetzt „nackt") hat nicht nur die Welt des Make-ups voll im Griff, sondern auch beim Haarstyling gilt: Weniger ist mehr! Das heißt: offenes, luftgetrocknetes Haar, keine bis wenige Haaraccessoires und (so gut wie) keine Styling-Produkte. Natürlich ist es Ihnen überlassen, ob Sie diesem Trend folgen wollen oder ob Sie weiterhin an Ihrer üblichen bewährten Stylingroutine festhalten.

Das Angebot der Styling-Produkte ist beinahe ebenso umfangreich, wie die schier unendliche Palette der Haarpflegeprodukte – und es ist ebenso schwierig, den Überblick darüber zu behalten. Von Hitzeschutz über Salzsprays bis hin zu Klassikern wie Schaumfestiger, Haarsprays oder Haarlacken: Mit den richtigen Produkten können Sie tolle Ergebnisse erzielen, ohne das Haar zu beschweren. Schauen wir uns an, welche Produkte die richtige Wahl für Sie sind.

Hitzeschutz: Ein Hitzeschutz ist das Must-Have für alle, die ihre Haare hohen Temperaturen aussetzen. Sie schützen das Haar vor hohem Feuchtigkeitsverlust und somit vor Schäden, sie wirken antistatisch und reduzieren Frizz. Allerdings kann auch ein Hitzeschutz nicht helfen, wenn das Hitzestyling zur täglichen Routine gehört. Auf Dauer würde das Haar trotz Schutzschicht austrocknen und beschädigt werden. Darum ist es wichtig, Ihren Haaren auch einmal „hitzefreie" Tage zu gönnen.

Schaumfestiger: Schaumfestiger ist ein echter Styling-Allrounder. Je nach Produkt verspricht er definierte Locken, Glanz, Hitzeschutz, starken Halt oder XXL-Volumen. Im Gegensatz zu Haarspray fixiert es das Haar nicht, sondern lässt ihm mehr „Bewegungsfreiheit". Wählen Sie das richtige Produkt für Ihren Haartyp und natürlich nach dem Ziel, das Sie mit dem Produkt erreichen wollen. Bei koloriertem Haar sollte man zum Beispiel darauf achten, dass der Festiger Ihre Koloration mithilfe einer Farbschutz-Formel vor dem Verblassen schont. Bei feinem Haar sollten Sie auf Produkte verzichten, die extra starken Halt versprechen, da die Inhaltsstoffe im Festiger das Haar beschweren und platter statt voluminöser wirken lassen. Um das Verkleben der Haare zu vermeiden, verwenden Sie lieber etwas weniger Festiger und arbeiten Sie ihn nur in die Längen ein, um die Kopfhaut nicht zu belasten. Im Hinblick auf die Inhaltsstoffe in Schaumfestigern, warnt das Verbrauchermagazin Öko-Test vor umweltschädlichen Polymeren und allergieauslösenden Duftstoffen, die in einigen Produkten enthalten sein können (*Galaxolid*, *Hydroxycitronellal* und *Lilial*).

Haarspray/-Lack: Haarspray verlängert den Halt Ihrer Frisur, schützt geglättetes Haar vor Frizz, Feuchtigkeit und Wind und lässt das Haar gesund aussehen. Ein gutes Haarspray lässt sich außerdem leicht ausbürsten, es verklebt die Haare nicht, es ist nicht sichtbar und es spendet trotzdem Halt. Für feines Haar sollte ein Haarspray gewählt werden, das speziell für dünnes und kraftloses Haar geeignet ist. Bei fettigem Haar ist Vorsicht geboten, da das Haar durch den Einsatz von Haarspray noch fettiger wirken kann. Haarlacke unterscheiden sich von Haarsprays in puncto Festigkeit. Sie können für zuverlässigen Halt bei aufwendigeren Frisuren sorgen und müssen gründlicher ausgewaschen werden.

Sea Salt: Ein Produkt, das trendige Beach Waves verspricht. Angewendet auf handtuchtrockenem Haar verwandelt es glatte Längen in locker-lässige Wellen, wie man sie aus dem Sommerurlaub am Meer kennt. Die Haare bekommen mehr Halt und Volumen und wirken wie ein natürlicher Look.

Allerdings enthalten die Produkte, wie der Name bereits verrät, Salze, die das Haar austrocknen können. Darum ist das Salzspray ungeeignet für trockenes Haar und sollte auch für alle anderen Haartypen nicht täglich über einen längeren Zeitraum angewendet werden. Auf dem Markt gibt es mittlerweile auch Produkte, die auf Zucker statt auf Salze setzen. Sie versprechen einen stärken Halt, ohne das Haar auszutrocknen. Beide Produkte bringen mehr Textur ins Haar und müssen gründlich ausgewaschen werden, um Trockenheit und Verkleben zu vermeiden.

DIE RICHTIGE BÜRSTE FÜR IHREN HAARTYP

Eine gute Haarpflege ist nicht allein abhängig von der richtigen Ernährung, dem richtigen Shampoo und dem richtigen Umgang. Auch die Frage nach der richtigen Bürste kann einen großen Einfluss auf die Gesundheit Ihres Haares haben. Die Aufgabe der Bürste ist nicht allein, unser Haar von Knoten zu befreien. Eine gute Bürste massiert gleichzeitig unsere Kopfhaut, löst abgestorbene Hornzellen und verteilt den schützenden Fettfilm, den unsere Talgdrüsen produzieren, im gesamten Haar. Sie sorgt also für glattes, glänzendes und gesund aussehendes Haar.

Holz, Plastik, Schweineborsten, Rundbürste oder doch lieber ein Kamm? Der Markt bietet eine bunte Vielfalt und gekauft wird, was man kennt oder was einem gefällt. Doch haben Sie sich schon einmal Gedanken dazu gemacht, dass Haartypen unterschiedliche Ansprüche an Bürsten und Kämmen haben, um sie optimal zu pflegen? Lassen Sie uns diese unübersichtliche Bürsten-Vielfalt entwirren!

Die Art der Borsten ist entscheidend: Spitze Kunststoffpins, Natur- oder Synthetikborsten, runde Borstenköpfe aus Holz oder Kunststoff? In jedem Fall gilt, dass die Borsten weder kratzen noch piksen dürfen. Fahren Sie mit Ihrer Bürste über Ihren Handrücken, sollten keine roten Spuren zu sehen sein, denn Kopfhaut und Haare sind recht empfindlich. Statt den, wie oben beschriebenen, positiven Effekten könnte eine kratzende Bürste das Gegenteil bewirken. **Kunststoffborsten** sind eine gute Wahl für den Einsatz beim Hitzestyling und für Haare, die dazu neigen, schnell zu verknoten. Wenn das Haar besonders schonend behandelt werden sollte, sind natürliche Produkte wie **Holz- und Schweineborsten** geeignet. Wenn Sie zu fettigem Haar neigen, sollten

Sie nicht zu Schweine- oder Naturborsten greifen, da sie das Haar durch das Verteilen des Talges in die Längen noch fettiger und strähnig aussehen lassen. Außerdem sind Schweineborsten keine wirkungsvollen Helfer, wenn es darum geht, langes Haar zu entknoten.

Paddelbürsten: Wie der Name schon verrät, ähnelt die Form dieser Bürsten einem Paddel. Sie sind etwas breiter und flacher als die Durchschnittsbürste und haben einen großen, rechteckigen Kopf. Diese Bürste ist besonders gut für **langes und dickes Haar** geeignet, da sie diese durch die große Oberfläche schneller entwirrt. Mit ihren Holzborsten ist sie außerdem für **krauses Haar** geeignet, das zu **Frizz** neigt. Für das Styling rate ich jedoch zu einem vielseitigeren Modell.

Skelettbürsten: die Wahlbürste für mehr Volumen in **feinem Haar**. Die offene Struktur am Rücken des Bürstenkopfes lässt die Föhnluft beim Styling ideal zirkulieren, wodurch das Haar schneller trocknet.

Kombibürsten: Die Mischung aus kürzeren Naturborsten und längeren Kunststoffköpfen eignet sich für **sensible Kopfhaut** sowie für **normales Haar**. Die langen Kunststoffborsten entwirren das Haar und massieren die Kopfhaut, während die kürzeren Naturborsten Glanz und Glätte ins Haar bringen.

Rundbürsten: das perfekte Stylingzubehör, um mehr aus Ihrem Haar herauszuholen. Das Föhnen mit Rundbürsten mit einem kleineren Durchmesser bringt **Wellen und Schwung** ins Haar, während ein großer Durchmesser **Volumen** zaubert. Eine mit Keramik beschichtete Bürstenfläche sorgt für eine gleichmäßige Wärmeverteilung der Föhnluft.

Entwirrkünstler oder Detangler: Sie sind moderne Allrounder, die sich für **alle Haartypen** eignen und sogar nasses Haar schonend entwirren. Dank der flexiblen Borsten von unterschiedlicher Länge wird das Festziehen der Haarknoten vermieden und das Haar wird sanft geteilt – ganz ohne Ziepen.

Kämme: Ein grob zinkiger Kamm empfiehlt sich für **lockiges Haar**. Anders als eine Bürste, „ordnet" der Kamm die Locken so, dass sie ihre natürliche Form beibehalten können. Dadurch wird verhindert, dass die Locken kraus und frizzy wirken.

FRISIEREN

Achten Sie darauf, das Haar vor dem Frisieren vorzubereiten. Verwenden Sie hohe Temperaturen (egal, ob Glätteisen, Lockenstab oder Föhn), geben Sie unbedingt einen Hitzeschutz aufs Haar!

Föhnen Sie Ihr Haar mit einem Mindestabstand von 20 cm. Sie sollten außerdem eine mittlere bis niedrige Temperatur wählen, um das Haar nicht durch Hitze zu schädigen und auszutrocknen. Andernfalls kann das Haar schnell strohig erscheinen.

Hitzestylings mit Glätteisen oder Lockenstab sollten nur auf trockenem Haar durchgeführt werden. Die Temperatur sollte je nach Haarstruktur zwischen 150 °C für feines, 190 °C für normales und bei nicht mehr als 220 °C für dickeres Haar liegen.

Setzen Sie auf Abwechslung: Tragen Sie bevorzugt Zöpfe? Dann platzieren Sie sie auch ab und zu mal höher oder niedriger als gewohnt und achten Sie darauf, dass der Zopf niemals zu stramm ist oder ziept. Denn das Haar bricht schnell dort ab, wo es (wiederholt) unter Druck oder Zug gerät. Tragen Sie Ihre Haare häufiger offen oder in einem lockeren Dutt. Auch eine lockere Flechtfrisur eignet sich, um das Haar weniger zu beanspruchen.

Stylingtipps für Sofort-Volumen:

Das ist ja zum Haare raufen! Sind auch Sie gesegnet mit einer Haarpracht à la Spaghetti? Die Strähnen hängen traurig herab und auch der Haaransatz lässt ordentlich zu wünschen übrig? Dünnes und feines Haar hat dann auch noch die Angewohnheit, bereits nach kurzer Zeit wieder zusammenzufallen, haben wir es doch gerade geschafft, es etwas aufzuplustern.

Diese Tipps können Abhilfe schaffen:

• Verwenden Sie einen Volumen-Schaumfestiger, bevor Sie Ihre Haare föhnen. Das gibt Ihrem Haar die nötige Struktur und den Halt, den Ihre Haare für voluminöse Styles brauchen.

• Föhnen Sie Ihre Haare über Kopf oder mit einer Rundbürste.

• Spezielle Ansatzpuder können den Haaransatz anheben und das Volumen dort fixieren.

- Verwenden Sie etwas Trockenshampoo oder Haarspray: einfach etwas über Kopf reinsprühen und etwas mit den Händen einarbeiten.
- Ziehen Sie Ihren Scheitel etwas anders als üblich.
- Toupieren (**Achtung**: das Toupieren sorgt kurzfristig für Volumen und kann die richtige Wahl für besondere Anlässe sein. Allerdings schadet es dem Haar, da Sie entgegen der Hornschuppenrichtung reiben. Darum ist es keine dauerhafte oder tägliche Lösung!)

ACCESSOIRES

Verwenden Sie ausschließlich Haaraccessoires, die Ihre Haarstruktur schonen. Sie sollten keine scharfen Ecken und Kanten haben oder das Haar knicken. Vermeiden Sie Haargummis mit Metallverschluss und wählen Sie stattdessen Spiral-Haargummis. Diese verteilen den Druck durch ihre Form gleichmäßiger auf eine größere Oberfläche, wodurch das Haar weniger stark beansprucht wird. Ähnlich funktionieren mit Stoff bezogene Haargummis, die sogenannten Scrunchies.

Das Wichtigste auf einen Blick:

• **Hitzeschutz** sollte unbedingt vor jedem Hitzestyling angewendet werden, um es vor Verbrennungen und dem Austrocknen zu schützen.

• **Styling-Produkte** wie Schaumfestiger, Haarsprays, Haarlacke und Sea-Salt-Sprays sollten nach dem Haartypen und nach dem erwünschten Ergebnis ausgewählt werden. Insgesamt sollten sie sparsam eingesetzt und gründlich ausgewaschen werden.

• **Frisieren** Sie Ihr Haar möglichst so, dass Ihre Haare nicht abgeknickt werden oder unter Druck bzw. Zug stehen. Positionieren Sie Ihren Zopf, bei regelmäßigem Tragen, auch einmal an einer anderen Stelle als gewohnt. Das entlastet das Haar insgesamt.

• **Hitzestylings** sollten generell eher eine Ausnahme, als die Regel sein – trotz Hitzeschutz-Einsatz. Im Vergleich zu normalem oder dickem Haar reicht eine niedrigere Lockenstab-/Glätteisen-Temperatur von etwa ca. 190 °C bei feinem Haar aus. Beim Föhnen sollte die Temperatur auf die mittlere oder die niedrige Stufe eingestellt werden.

• **Bürsten** und **Kämme** gibt es mehr, als man zunächst denkt. Wählen Sie die richtige Bürste für Ihren Haartyp und Ihre Stylingroutine, um die besten Ergebnisse zu erzielen. Bei fettigem Haar sollte keine Bürste mit Natur- oder Schweineborsten eingesetzt werden, weil sie das Sebum über das gesamte Haar verteilt und es so noch fettiger wirkt.

• **Accessoires** sollten sorgfältig ausgewählt werden. Vermeiden Sie Haaraccessoires mit scharfen Kanten und solche, die Ihr Haar mit Druck oder Zug belasten. Andernfalls besteht die Gefahr des Haarbruches.

Ihr Actionplan für gesundes und volles Haar

Nachdem Sie nun alle wichtigen Hintergrundinformationen zum Thema „volles und gesundes Haar" erhalten haben, lassen Sie uns jetzt schauen, was Sie konkret tun können, damit Ihr Haar gesund und kräftig wird. Dieser Actionplan soll Ihnen dabei helfen, Ihrem Wunsch nach gesundem Haar Schritt für Schritt näherzukommen. Los geht's!

SCHRITT 1: WERFEN SIE EINEN BLICK AUF IHREN SPEISEPLAN

Reichern Sie Ihre täglichen Mahlzeiten mit Zutaten an, die Ihrem Haar wichtige Nährstoffe liefern (das bedeutet nicht, dass Sie sie für jede Ihrer Mahlzeiten berücksichtigen müssen).

1. **Getreide**: Haferflocken, Vollkornbrot

2. **Gemüse:** grünes Gemüse (z. B. Spinat)

3. **Hülsenfrüchte:** Bohnen, Erbsen, Linsen, Sojabohnen

4. **Milchprodukte:** Milch, Eier, Hartkäse

5. **Fleisch**: (Schweine-)Leber, Schweinefleisch, Geflügel

6. **Fisch und Meeresfrüchte**: Forelle, Garnelen, Austern

7. **Nüsse**: Erdnüsse, Cashewkerne, Haselnüsse, Mandeln

8. **Kakao**: (zuckerarmer) Kakao, dunkle Schokolade

SCHRITT 2: PRODUKTE AUSSOR-TIEREN & ERSETZEN

Gehen Sie Ihr Inventar an Haarpflege- und Styling-Produkten durch und sortieren Sie folgende Produkte aus:

1. **Abgelaufene Produkte** – diese erkennen Sie daran, dass die Masse nicht mehr homogen ist, sie „ranzig" riecht oder bereits die Zeit überschritten hat, die auf der Verpackung angegeben ist (z. B. „12 M" bedeutet, dass das Produkt nach dem Öffnen eine ungefähre Haltbarkeit von 12 Monaten hat).

2. **Silikonhaltige Produkte** – silikonhaltige Zusätze enden meist auf **-cone** oder **-xane** (z. B. Dimethicone)

3. **Nahrungsergänzungsmittel** – sollten Sie Nahrungsergänzungsmittel nehmen, die speziell für den Aufbau von Haar, Haut und Nägeln gedacht sind (z. B. Biotin), achten Sie auf die Inhaltsstoffe: Zucker, wie Dextrose und Glucose oder Süßungsmittel wie Stevioglycoside, Xylitol oder Erythrit. Sie bieten weder Vorteile für Ihr Haarwachstum noch für die Gesundheit Ihrer Haare.

4. **Schädigende Haaraccessoires** wie dünne Gummibänder und Haargummis mit Metallverschluss, aber auch stramme Metall-Haarnadeln

Diese Produkte lohnen sich (allesamt ohne Silikone):

1. **Ein Shampoo für die normale Haarwäsche** – mit milden Tensiden

2. **Ein tiefenreinigendes Shampoo**

3. **Eine Intensivkur**: Haarmasken, Intensivkuren oder „Hair Shots" mit feuchtigkeitsspendenden Inhaltsstoffen (z. B. Glycerin, Fettalkohole oder Pflanzenöle)

4. **Haarschonendes Zubehör**: die richtige Haarbürste (zum Beispiel einen Detangler)

5. **Haarschonende Accessoires**: Spiral-Haargummis

SCHRITT 3: IHRE NEUE HAAR-PFLEGE-ROUTINE

So sollten Sie ab jetzt mit Ihrem Haar umgehen:

1. **Bürsten**: Vor und nach dem Haarewaschen sollte das Haar gebürstet werden. Beginnen Sie mit dem Bürsten von verknotetem und nassem

Haar in den Spitzen. Idealerweise sollte das Haar möglichst nicht im nassen Zustand gebürstet werden, weil es eher dazu neigt, abzubrechen.

2. **Waschen**: Waschen Sie Ihre Haare unter lauwarmem Wasser. Eine haselnussgroße Portion Shampoo auf die Handfläche geben, vorschäumen und sanft in die Kopfhaut einmassieren. Danach sorgfältig ausspülen.

3. **Trocknen**: Das tropfnasse Haar ins Handtuch wickeln und sanft andrücken. Nicht rubbeln oder reiben und nicht im Handtuch trocken werden lassen.

4. **Pflegen**: Gönnen Sie Ihrem Haar einmal pro Woche eine Intensivkur. Achten Sie darauf, sie entsprechend den Angaben auf der Verpackung, einwirken zu lassen.

5. **Föhnen**: Bevorzugterweise sollte Haar an der Luft trocknen. Wenn Sie keine Zeit dafür haben, dann achten Sie darauf, den Föhn auf eine niedrige bis mittlere Temperatur einzustellen und den Föhn etwa 15 bis 30 cm von Ihrem Haar entfernt zu halten.

6. **Stylen**: Sorgen Sie für abwechslungsreiche Frisuren oder tragen Sie Ihre Haare offen. Vermeiden

Sie Reibung und zu große Hitze. Styling-Produkte gründlich auswaschen.

7. **Friseurbesuche**: Auch, wenn Sie sich langes Haar wünschen, ist der regelmäßige Friseurbesuch unumgänglich für langfristig gesundes Haar.

8. **Schlafen**: Vor dem Schlafengehen kann das Haar sanft entwirrt und locker zusammengebunden werden, um Verknotungen über Nacht und somit Haarbruch zu vermeiden.

9. **Reinigen**: Einmal im Monat sollten Sie Ihr Haar von Pflege- und Stylingresten befreien. Dafür gibt es spezielle Shampoos.

Herzlichen Glückwunsch: Sie sind ein echter Haarprofi!

S ie haben sich für diesen Ratgeber entschieden, mit dem Wunsch nach vollerem und gesundem Haar. Sie haben gelernt, woraus sie bestehen und welche kulturelle Bedeutung ihnen zugeschrieben wird. Sie haben herausgefunden, wie die Ernährung die Entwicklung von gesundem Haar beeinflusst und hier und da einen Blick hinter die Kulissen der Werbebranche geworfen, damit Sie wissen, worauf es bei gesundem und vollem Haar wirklich ankommt.

Sie konnten Ihr eigenes Haar besser kennenlernen und sind sensibilisiert, gute von schädigenden Inhaltsstoffen in Ihren Haar- und Styling-Produkten zu unterscheiden. Sie wissen, wie Sie schonend mit Ihrem Haar umgehen und welche Accessoires Ihnen dabei helfen, Ihr Ziel einer schönen Haarpracht zu erreichen.

Nun sind Sie ausgestattet mit den wichtigsten Werkzeugen, mit denen Sie das Geheimnis nach unwiderstehlichem Haar zu lüften imstande sind – ganz auf Ihren individuellen Haartypen abgestimmt. Und schon bald sind Sie diejenige Person, die von ihren Mitmenschen für ihr Haar be

Herstellung und Verlag:

BoD – Books on Demand, Norderstedt

ISBN: 9783756809547

© AUTOR AUTOR 2022

1. Auflage

Kontakt: Psiana eCom UG/ Berumer Str. 44/ 26844 Jemgum

Covergestaltung: Fenna Larsson

Coverfoto: depositphotos.com